DE

L'URÉTROTOMIE.

OUVRAGES DE M. LE Dr CIVIALE

QUI SE TROUVENT

A LA LIBRAIRIE DE J.-B. BAILLIÈRE.

DE LA LITHOTRITIE, ou Broiement de la pierre dans la vessie. Paris, 1827, in-8, avec planches.

NOUVELLES CONSIDÉRATIONS SUR LA RÉTENTION D'URINE, etc. Paris, 1823, in-8, avec 2 planches.

PARALLÈLE DES DIVERS MOYENS DE TRAITER LES CALCULEUX, contenant l'examen comparatif de la Lithotritie et de la Cystotomie, sous le rapport de leurs divers procédés, de leurs modes d'application, de leurs avantages ou inconvénients respectifs ; par le docteur CIVIALE. Paris, 1836, in-8, fig.   8 fr.

TRAITÉ DE L'AFFECTION CALCULEUSE, ou Recherches sur la formation, les caractères physiques et chimiques, les causes, les signes et les effets pathologiques de la pierre et de la gravelle, suivi d'un essai de statistique sur cette maladie. Paris, 1838, in-8, fig.   11 fr.

DU TRAITEMENT MÉDICAL ET PRÉSERVATIF DE LA PIERRE ET DE LA GRAVELLE, avec un mémoire sur les calculs de cystine. Paris, 1840, in-8.   6 fr. 50 c.

TRAITÉ PRATIQUE DES MALADIES DES ORGANES GÉNITO-URINAIRES. Paris, 1837-1841, 3 vol. in-8.

TRAITÉ PRATIQUE ET HISTORIQUE DE LA LITHOTRITIE, par le docteur CIVIALE, membre de l'Institut, de l'Académie nationale de médecine. Paris, 1847, 1 vol. in-8, de 600 pages avec 8 planches. 8 fr.

LETTRES SUR LA LITHOTRITIE, ou Broiement de la pierre dans la vessie, *pour servir de complément à l'ouvrage précédent*, par le docteur CIVIALE. — Ire Lettre à M. Vincent KERN. Paris, 1827. — IIe Lettre. Paris, 1828. — IIIe Lettre. *Lithotritie uréthrale*. Paris. 1831. — IVe Lettre à M. Dupuytren. Paris, 1833. — Ve Lettre, 1837. — VIe Lettre, 1847, 6 parties, in-8.   10 fr. 50 c.
— Séparément la VIe Lettre, 1847, in-8 de 170 pages.   3 fr.

PARIS. — IMPRIMERIE DE L. MARTINET, RUE MIGNON, 2.

DE
L'URÉTROTOMIE

OU

DE QUELQUES PROCÉDÉS

PEU USITÉS DE TRAITER

LES RÉTRÉCISSEMENTS DE L'URÈTRE,

PAR

Le Docteur CIVIALE.

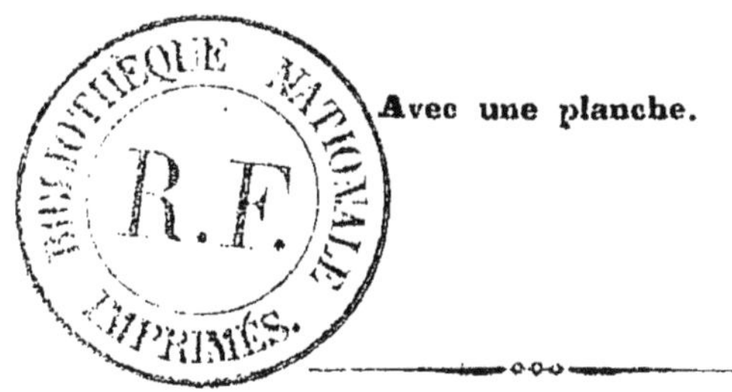

Avec une planche.

A PARIS,

CHEZ J.-B. BAILLIÈRE,

LIBRAIRE DE L'ACADÉMIE NATIONALE DE MÉDECINE,

17, rue de l'École-de-Médecine.

A LONDRES, CHEZ H. BAILLIÈRE, 219, REGENT-STREET.

1849.

PRÉFACE.

La découverte de la lithotritie fut le point de départ d'une véritable régénération dans la pathologie de l'appareil urinaire. Pour établir cette méthode et en régulariser l'application, il avait fallu des recherches et des expériences nombreuses. Ces travaux préliminaires me conduisirent à une connaissance plus exacte des organes à l'état sain, et me mirent en position d'explorer plus sûrement, et de traiter avec plus de succès les maladies qui leur sont propres. Les faits que j'ai réunis dans mon *Traité pratique* confirment l'exactitude de ces premières données. Sous cette heureuse impulsion, qui s'est soutenue depuis plus de vingt années, avec une grande persévérance, de nombreux travaux ont été entrepris, en France surtout, et par suite la science et la thérapeutique spécialement ont chaque jour de nouveaux progrès à enregistrer.

Naguère encore on n'avait que des notions vagues sur les spasmes, les névralgies de l'urètre et du col de la vessie ; et on ne leur opposait que des moyens généraux, palliatifs. Il en était de même pour beaucoup de cas de rétention, d'incontinence d'urine, d'hématurie, de catarrhe vésical, etc. La plupart de ces *maladies*, envisagées généralement d'une manière trop exclusive, sont produites par des lésions organiques locales, qu'on ne découvrait le plus souvent qu'après la mort. Les nouveaux procédés d'exploration ayant mis à même de les reconnaître pendant la vie, le chirurgien s'est trouvé sur la voie de recourir à des traitements mieux appropriés à la maladie, et dont l'expérience a constaté l'efficacité.

Aujourd'hui ce sont les coarctations urétrales, celles de la plus mauvaise espèce, qu'on ne guérissait point, et dont on peut se rendre maître par une série de procédés que j'expose dans ce mémoire.

Je n'ai pas à tracer l'histoire d'une découverte; il s'agit de moyens connus dont la plupart étaient même usités chez les anciens; mais on ne les avait pas combinés de manière à leur faire produire tout ce qu'on peut en obtenir. Les modernes, en les remettant en lumière, en ont perfectionné plusieurs, et ont ainsi satisfait à d'importantes indications; mais, pour moi, et probablement aussi pour tous ceux qui liront leurs travaux, les principales questions de théorie, et surtout de pratique, n'ont pas reçu de solution définitive. Sans compter de regrettables lacunes, sous le rapport de l'histoire, on trouve ici des vices dans les instruments et les procédés, là une appréciation inexacte des traitements connus, ailleurs une exagération flagrante à l'égard des traitements nouveaux.

C'est un devoir pour tout chirurgien de rechercher si tel ou tel moyen qu'on propose constitue un progrès, un perfectionnement, ou quelque chose de supérieur sous le rapport pratique à ce qu'on exécute généralement. Il s'agit ici d'une question importante qui intéresse vivement les praticiens : c'était un motif de plus de l'envisager sous tous ses points de vue. Un pareil travail, toujours pénible pour celui qui l'entreprend, peut détruire des illusions et même froisser des amours-propres, mais on ne peut l'éluder qu'au détriment de la science.

Ce n'est pas la première fois que je traite ces questions : ce que j'en ai dit a même éveillé des susceptibilités chatouilleuses (1). Il me paraît nécessaire de faire ici quelques remarques à ce sujet.

____

(1) Ceux qui pensent avoir introduit des idées nouvelles en thérapeutique manquent rarement de se laisser aller aux exagérations de l'enthousiasme, et de récriminer ensuite contre ceux qui ne partagent pas leurs illusions. Les opinions que j'ai exprimées n'ont d'autres fondements que l'observation, et je ne reconnais à personne le droit d'émettre des

Dans le Ier volume de mon *Traité pratique des maladies des organes génito-urinaires* (1837 et 1842), et plus tard dans le *Bulletin de thérapeutique* (1844), j'ai présenté des considérations sur l'urétrotomie, et aussi sur divers procédés anciens ou nouveaux, à l'aide desquels on se proposait de forcer les coarctations urétrales. Si je ne donnai alors que de courtes remarques, c'est que les faits connus n'étaient ni assez nombreux, ni surtout assez complets pour faire autorité ; la majorité des chirurgiens, d'ailleurs, ne me paraissait pas disposée à admettre ces modes de traitement.

Je me bornai donc à recommander la prudence avec laquelle tout agent thérapeutique nouveau doit être accueilli, et à faire connaître le résultat de mes expériences dans *une série de cas bien déterminés*. Quelques personnes, sortant de ma réserve et du cercle dans lequel je m'étais renfermé, et appliquant à la question en général des remarques qui ne portaient que sur des cas spéciaux, ont cherché à faire croire que c'était chez moi un parti pris de repousser les nouveaux moyens : c'est là une erreur que mes écrits constatent. J'ai fait pour l'urétrotomie, pour la dilatation rapide et forcée, ce que j'avais fait pour la cautérisation, ce que je ferai toujours, parce que je considère cette conduite comme un devoir prescrit à tout chirurgien consciencieux, dussent quelques esprits irréfléchis ou chagrins y trouver des motifs de blâme. Quand la cautérisation fut remise en crédit parmi nous, j'en fis l'application ; je publiai successivement mes résultats, et, selon qu'ils étaient favorables ou défavorables, j'exprimai un espoir ou un regret. Dès

doutes à cet égard. Je ne ferai pas d'autre réponse à ceux qui feignent de croire qu'on ne peut prendre la plume dans l'unique but de servir la science.

Quant à la presse, qui se montre quelquefois si facile à accueillir des réclamations dont le fond ne vaut pas mieux que la forme, personne n'ignore qu'il faut en tolérer les écarts, en raison des services qu'elle rend ; mais tout homme qui se respecte n'oppose que le silence à ses excès.

què les faits furent assez nombreux pour me permettre de juger en toute connaissance de cause, et la méthode elle-même, et la valeur relative et absolue de chaque procédé, je formulai mon jugement définitif, toujours en faisant la part des erreurs possibles.

Eu égard à l'urétrotomie, ayant essayé les scarifications contre les rétrécissements non dilatables de la partie pénienne de l'urètre, j'ai dû dire que mes essais n'avaient pas eu de bons résultats, et j'ai ajouté que les faits publiés par d'autres, en faveur d'une opinion contraire, ne me paraissaient pas décisifs. En cela, je ne crois pas m'être écarté des traditions consacrées dans toutes les sciences expérimentales. Exprimer des doutes au sujet d'un moyen, même bon en soi, ce n'est pas le proscrire : c'est seulement mettre ses partisans en demeure de fournir une démonstration plus complète. Or, pour ce qui concerne les incisions superficielles, cette démonstration n'a point encore été faite.

Dès que l'expérience m'eut appris que la méthode des incisions longues et profondes était utile, non seulement au méat urinaire, ce qu'on ne saurait contester, mais encore à la partie pénienne et à la courbure de l'urètre, je l'ai dit nettement. Mais en transmettant à mes confrères ce qui est pour moi une conviction, je n'ai jamais prétendu enchaîner leurs opinions ; tout ce que je me suis proposé, c'est de faire connaître les fondements sur lesquels reposent les miennes. J'ai dit ce qui milite en faveur de la méthode, mais je n'ai pas laissé ignorer qu'il y a des points encore douteux, et c'est sur ces points principalement que j'appelle l'attention des observateurs.

Paris, 15 décembre 1848.

DE L'URÉTROTOMIE.

CONSIDÉRATIONS GÉNÉRALES.

Il n'est pas rare de trouver des cas dans lesquels les moyens généralement usités contre les rétrécissements et l'obstruction de l'urètre ne produisent pas l'effet désiré , et ces cas, réfractaires à la thérapeutique ordinaire, sont les plus embarrassants qu'on puisse rencontrer. Les hommes les plus éminents de la profession s'en sont occupés dans tous les temps. Cependant les opinions ne sont point encore arrêtées. Il m'a paru utile de rappeler quelques faits anciens et de les rapprocher de ceux que la pratique nous a offerts ; ce sera le moyen d'élucider la question et d'apprécier des procédés nouveaux ou renouvelés à l'égard desquels on se fait illusion.

Les cas dont je veux m'occuper forment deux catégories distinctes. Dans l'un . le canal est tellement dévié, déformé ou obstrué, qu'il y a impossibilité absolue d'y faire pénétrer l'instrument le plus délié. Dans l'autre série, l'urètre livre encore passage à l'urine et admet un stylet , une sonde, une bougie du plus petit volume ; mais les parois du canal sont tellement indurées, roides, épaissies, que les moyens ordinaires de dilatation sont insuffisants, ou du moins le résultat qu'on parvient à obtenir difficilement, douloureusement, est incomplet : de plus la rétractilité des tissus est si grande qu'on perd en quelques jours le peu d'amélioration qu'on avait obtenue.

Les moyens usités contre ces cas graves sont destinés, les

uns à détruire l'obstacle par la cautérisation, les autres à le diviser par l'instrument tranchant, et quelquefois à le forcer par la violence en agissant d'avant en arrière ou de dedans en dehors.

La cautérisation est à peu près jugée; je ne m'y arrêterai pas.

Je désigne sous le nom d'*urétrotomie* les différentes opérations exécutées au moyen de l'instrument tranchant, et de *dilatation forcée* ou de *lacération* toute manœuvre à l'aide de laquelle on écarte violemment les parois du canal.

Il s'agit d'une série de questions dont l'importance n'est pas assez généralement sentie. Elles ont été remises à l'étude dans ces derniers temps, mais on n'est pas encore parvenu à les résoudre. Je les ai envisagées sous le double point de vue de la science et de la pratique.

Pour diviser l'urètre dans le but de faire cesser la rétention d'urine et de ramener le canal à ses conditions normales, on peut procéder de dehors en dedans ou de dedans en dehors, et, dans ce dernier cas, soit d'avant en arrière, soit d'arrière en avant. De là trois espèces bien distinctes d'urétrotomie, sans compter les subdivisions qui sont nombreuses. Ainsi, pour la première, l'incision est faite tantôt sur le point rétréci lui-même, tantôt en arrière de ce point; ici on laisse d'abord la coarctation intacte, là on la divise en même temps que les tissus superposés; enfin les uns opèrent sur un conducteur et les autres sans aucun guide. Pour la seconde, tantôt on se borne à une simple ponction avec une sonde pointue, un trois-quarts, un fer de lance, tantôt on pratique l'incision des tissus d'une manière plus méthodique, à l'aide d'un conducteur qui dirige l'instrument tranchant. La troisième présente aussi de nombreux procédés. Dans toutes, d'ailleurs, l'opération varie suivant le siége du mal.

ARTICLE I. — URÉTROTOMIE DE DEHORS EN DEDANS.

L'opération généralement connue sous le nom de boutonnière, qu'on fait au périnée, est complexe. Il y a même un grand nombre de procédés, assez mal spécifiés dans les auteurs, pour qu'on ait confondu ensemble des pratiques fort dissemblables. Je ne m'occuperai de la boutonnière que comme moyen de combattre les rétrécissements infranchissables, opération essentiellement différente de celle qu'on fait dans les cas où l'urètre est libre, afin d'extraire des corps étrangers, et surtout d'ouvrir un passage qui permette, soit d'agir sur les parties profondes du canal, le col ou le corps de la vessie, soit de donner issue à des collections purulentes ou de toute autre nature. Ainsi je n'entends parler ici que de procédés qui consistent à diviser l'urètre et les tissus susjacents, soit à l'endroit même du point rétréci, soit en arrière de ce point; procédés dont quelques modernes, spécialement en Angleterre, se sont déclarés les partisans, après en avoir attribué l'invention à Hunter. Sur ce point, comme sur beaucoup d'autres, nos voisins d'outre-mer oublient volontiers ce qui se fait hors de leur pays. Le rappel de quelques faits anciens suffira pour rétablir la vérité historique eu égard à l'invention, et pour assurer à notre chirurgie des titres qu'on tente vainement de lui ravir.

L'urétrotomie de dehors en dedans, comme traitement des coarctations urétrales inattaquables par d'autres moyens, n'est pas nouvelle : on la trouve indiquée, quoique d'une manière vague, dans les auteurs les plus anciens. Rhazès fait mention d'une opération faite à l'urètre, et qui portait le nom de *boutonnière*, Avicenne en parle comme d'une pratique commune de son temps : « Il y en a, dit-il, qui ont imaginé une » autre route; ils ont fait une petite incision entre l'anus et » les testicules, dans laquelle ils ont insinué une canule, » pour donner issue à l'urine. »

Thévenin mentionne cette opération qu'on fait, dit il, à certains calculeux, et à *ceux qui ont de longues suppressions;* après avoir introduit une sonde cannelée dans la vessie, on pratique une incision au périnée, à travers laquelle on passe un stylet conducteur et une canule qu'on laisse en place.

Colot s'occupe aussi de l'urétrotomie, comme d'une mé-

thode connue , soit qu'on puisse introduire une sonde conductrice , soit que cette introduction demeure impraticable,
à cause des carnosités ou de tout autre obstacle , et il indique le procédé à suivre dans l'un et l'autre cas , procédé
sur lequel je reviendrai tout à l'heure. A ses yeux , l'urétrotomie est une sorte de lithotomie au grand appareil, avec
cette différence que l'incision est située plus bas et moins
longue.

C'est surtout dans l'ouvrage de ce chirurgien sur la taille
qu'on peut acquérir la certitude que l'urétrotomie était pratiquée de son temps , avec succès, même au milieu des circonstances les plus graves. En parlant d'un malade qui était
à l'extrémité , avec *étranglement calleux depuis le bout de la
verge jusqu'à l'orifice de la vessie*, rétention d'urine, abcès
au périnée et impossibilité absolue de passer une sonde, il
s'exprime ainsi : « Je lui fis une ouverture au périnée , mais
» sans règle , sans appui ; je trouvai avec un stylet le chemin
» de l'urètre et celui du col de la vessie: ce stylet me facilita
» l'entrée ; je soulageai cette partie par de fréquentes injec-
» tions, je dilatai l'étranglement, je cautérisai trois fistules,
» et les escarres tombées , je conduisis les plaies à la cica-
» trice. » Colot cite un grand nombre de faits à l'appui de
cette opération. Il allègue , entre autres , un cas très grave,
où, « pour venir à bout de tant de difficultés, je m'étais pro-
» posé , dit-il , deux choses, ou de disséquer le périnée, pour
» découvrir l'urètre , le percer, y entrer, et ensuite forcer
» l'obstacle du reste du conduit, ou de faire passer de force
» un stylet très mince dans la verge jusqu'au-dessous du scro-
» tum. Cette dernière manœuvre me réussit, sans que j'eusse
» tenté l'autre, j'ouvris sur le stylet , j'en poussai un autre
» tout aussi mince par la plaie , et je le fis entrer dans la
» vessie; y étant arrivé, je coulai un conducteur tout le long
» avec force, et sur celui-ci j'en poussai un second dans
» l'entre-deux : je dilatai, *je déchirai* les callosités; il se fit
» une ample suppuration qui remit les parties dans l'état
» naturel. » Ailleurs Colot fit une incision au périnée , toujours sans règle , sans donner d'appui à la sonde, et sans

ouvrir ni l'urètre ni le col de la vessie , voulant seulement en approcher assez pour exciter une suppuration ; dès que le tout fut relâché , il parvint à passer une sonde, sur laquelle il ouvrit l'urètre , et acheva la cure. Enfin après l'exposé de faits divers qui établissent et la différence de procéder dans les divers cas et les heureux résultats de sa pratique, Colot cite d'autres malades chez lesquels les désordres étaient si avancés que tantôt il refusa d'opérer, et tantôt l'issue de l'opération ne fut point avantageuse. Tous ces faits, que paraissent ignorer des novateurs trop entreprenants, témoignent que Colot n'était pas seulement un cystotomiste habile. Aussi Bertrandi le range-t-il d'une manière spéciale parmi ceux qui ont conseillé l'urétrotomie. Ajoutons qu'il eut l'idée d'un procédé conseillé de nos jours pour exécuter la lacération des rétrécissements.

Quoi qu'il en soit, les auteurs ne me paraissent pas être parfaitement d'accord au sujet de l'opération. Eu égard au lieu où elle se pratique, à la manière de procéder, aux circonstances qui en réclament l'emploi, ils se sont tenus généralement dans un vague qui embarrasse le lecteur. La plupart confondent ensemble et la boutonnière proprement dite et la ponction de la vessie par le périnée. Dans quelques uns , cependant, la distinction est assez nette, puisqu'on ne passe même pas de sonde ou de stylet à travers le canal, et qu'après avoir fait une incision avec le bistouri, entre l'anus et le scrotum, à côté du raphé, et étant parvenu proche de la vessie, on ouvre celle-ci profondément, hardiment, en poussant la pointe d'un bistouri ou de tout autre instrument en forme de lancette, de bas en haut, jusqu'à ce que l'urine sorte ; après quoi on met une canule en place, et l'opération est achevée. Il serait au moins inutile aujourd'hui de chercher à faire le triage de ces faits anciens, pour déterminer d'une manière précise ceux qui appartiennent à l'une et à l'autre opération. Ce qui ne paraît pas douteux, c'est qu'on les pratiquait toutes deux, et parfois chez un même sujet, soit simultanément, soit successivement. Il n'y avait pas de lieu d'élection ; partout où l'on rencontrait une oblitération du canal, un obstacle infranchissable, on faisait une incision destinée d'abord à fournir issue à l'urine , puis plus tard à faciliter les moyens de rétablir l'urètre.

Dionis mentionne l'opération, et il en parle avec assez de précision, sous le nom de ponction périnéale, pour qu'on ait songé à lui en attribuer l'invention.

Pour Deschamps, l'opération de la boutonnière consiste à faire une incision au périnée, et à aller ouvrir, *sans guide*, la partie membraneuse de l'urètre, près du sommet de la prostate, ainsi que la portion du col vésical, embrassée par la glande. Il considère comme très difficile, sinon impossible, cette opération, « que des praticiens, dit-il, se vantent d'a-- » voir faite, et que certainement ils n'ont point pratiquée. » Dans une note, il ajoute : « Cette description suffit aux per- » sonnes instruites pour faire *sentir tout le ridicule d'une pa-* » *reille opération;* j'ai entendu Sabatier, le chirurgien sans » contredit le plus exercé, répondre à quelqu'un qui se van- » tait de l'avoir pratiquée, que, quant à lui, il n'avait pas » encore pu jusqu'alors en concevoir la possibilité. » Du reste, Deschamps recommande bien de ne pas la confondre avec celle dont parlent Thévenin et autres, et qui se fait sur la rainure d'un cathéter, tandis que celle-ci s'accomplit sans guide.

Desault, qu'oublient si souvent nos jeunes compatriotes, trop empressés d'aller chercher à l'étranger des procédés que la chirurgie française a droit de revendiquer, Desault, à qui l'on a fait de nombreux emprunts sans le citer, connaissait aussi cette opération. Il en a distingué les espèces, il en a apprécié les difficultés, il en a fait ressortir l'incertitude et les dangers, en un mot il l'a jugée, avec sévérité, peut-être, mais en praticien consommé, et du point de vue le plus élevé. Après avoir fait ressortir le vague des écrits de ses prédécesseurs , qui ne donnent qu'une idée inexacte de l'opération, tant les procédés diffèrent les uns des autres, et tant les circonstances dans lesquelles on y a eu recours se ressemblent peu , il essaie de combler ces lacunes. Il distingue les cas où l'on ne fait qu'une incision à l'urètre , comme dans la taille au grand appareil, ceux où l'on prolonge l'incision jusqu'au col ou au corps de la vessie, et

ceux où l'on n'attaque que cette dernière. Il signale les distinctions les plus importantes eu égard : 1° aux cas où l'on peut introduire un conducteur dans la vessie, en faisant observer qu'alors le procédé repose sur des bases certaines, mais aussi que l'opération est inutile, puisqu'on pourrait introduire une sonde aussi bien qu'un cathéter; 2° aux cas où l'on ne peut traverser la coarctation. A ceux qui conseillent de porter un cathéter dans l'urètre, jusqu'à l'obstacle, d'inciser dessus, puis de chercher par la plaie, avec une sonde cannelée et mousse l'ouverture naturelle du canal, d'enfoncer cette sonde à travers le rétrécissement, et de fendre ensuite la portion rétrécie de l'urètre pour porter, à la faveur de l'incision, une canule dans la vessie, il fait observer « que puisque, par la plaie qui a été faite,
» on est parvenu, avec une sonde cannelée, à surmonter
» l'obstacle du canal, on devait pareillement, avec un peu de
» patience et de dextérité, réussir à introduire une algalie
» par l'urètre; et il ajoute qu'on doit même être moins cer-
» tain de retrouver la voie naturelle, avec la sonde cannelée
» portée dans une plaie profonde et baignée de sang, que
» de ne la pas abandonner avec une algalie introduite par
» l'urètre seulement, et ramenée sans cesse par les parois du
» canal, dans une direction convenable. Et, en preuve de ce
» qu'il avance, il est souvent arrivé, dit-il, même à des
» hommes qui ont joui d'une haute réputation en chirurgie,
» de commencer l'opération sans pouvoir l'achever. D'autres,
» plus hardis, ne pouvant rencontrer le canal avec la sonde
» cannelée, n'ont pas craint de plonger, suivant la direction
» de l'urètre, et à travers le rétrécissement, un trois-quarts,
» qu'ils ont poussé jusque dans la vessie; après quoi, à la
» faveur d'une cannelure ménagée sur ce trois-quarts, ils
» ont incisé les parties qui avaient été traversées, et ont
» porté par la plaie une canule dans la vessie. » Desault ne voit dans ce procédé qu'incertitude et danger ; la fausse route est presque inévitable. Quant à faire l'incision des parois du canal derrière l'obstacle, depuis le trajet fistuleux jusqu'à la vessie, le chirurgien de l'Hôtel-Dieu ne trouve pas

cette opération rationnelle, puisqu'elle laisse intactes les parties rétrécies de l'urètre, et qu'il faudra toujours recourir à la dilatation du rétrécissement.

D'après ces passages on voit que Desault n'était point partisan de la boutonnière, quoiqu'elle soit en apparence mieux adaptée que la ponction de la vessie à la nature de la maladie. « Elle est, dit-il, presque toujours inutile ou dange-
» reuse ; elle est inutile si, pour la pratiquer, on peut passer
» un cathéter, ou une sonde cannelée dans la partie rétrécie
» du canal, puisqu'on aurait pu de même y porter une sonde
» creuse ; elle est dangereuse si l'on ne peut être guidé par
ces instruments, puisqu'alors on fait des incisions au hasard
» et qu'on peut manquer le canal et diviser des parties dont
» la lésion serait suivie d'accidents plus ou moins graves. »
Mais, dans ce jugement qu'on retrouve formulé en plusieurs endroits des Leçons de Desault, il a grand soin de distinguer l'opération qu'on exécute pour mettre fin à un épanchement urineux, ou donner issue à des collections de pus dans le périnée, de la boutonnière proprement dite, par laquelle on attaque l'urètre dans l'endroit où se trouve l'obstacle au cours de l'urine et à la pénétration de la sonde, en cherchant à suivre la direction de ce canal à travers des rétrécissements qui en laissent à peine la trace. C'est cette dernière qu'il déclare toujours difficile et souvent impraticable, telle qu'elle a été décrite et recommandée par les auteurs.

Chopart juge la boutonnière comme Desault, comme Deschamps. Il fait ressortir le vague avec lequel les auteurs se sont exprimés, eu égard surtout au mode d'application, et exprime aussi le vœu que les progrès de la chirurgie achèvent de bannir cette opération.

Home conseille, pour la pratiquer, de placer un cathéter dans le canal, jusqu'à l'obstacle, de faire une incision sur la courbure, au moyen d'un lithotome ordinaire ou d'un bistouri, ensuite de pousser par l'ouverture un conducteur d'abord, puis un gorgeret, enfin une canule jusque dans la vessie, en prenant les précautions convenables pour franchir l'obstacle sans trop le violenter.

M. Arnott, à qui l'on peut justement reprocher de ne pas rendre aux autres la justice qu'il réclame pour lui-même, ne parle point des faits recueillis hors de sa patrie, que je viens de citer, et auxquels j'aurais pu en joindre beaucoup d'autres, spécialement le cas de Solingen, qui fendit le canal d'un bout à l'autre, cautérisa la plaie, en rapprocha les bords avec des aiguilles, mit une sonde à demeure, et obtint une guérison sinon complète, du moins suffisante pour que le diamètre du canal pût être conservé. J'aurais pu rappeler aussi celui d'Ekstrom qui porta une sonde jusqu'au rétrécissement et la confia à l'aide chargé de relever le scrotum; une incision d'un pouce et demi fut faite au périnée, parallèlement au raphé; lorsque le bec de la sonde devint apparent dans la plaie, on commanda au malade de faire effort comme pour uriner; *l'urètre se gonfla derrière le rétrécissement et on l'ouvrit à l'endroit où l'on sentait une sorte de fluctuation,* en commençant à la saillie que faisait le bec de la sonde et prolongeant l'incision de quelques lignes en arrière, le doigt indicateur de la main gauche servant de guide au bistouri.

Quoi qu'il en soit, M. Arnott nous dit que quand aucun instrument ne peut traverser la coarctation, on fend l'urètre par le périnée, derrière le point rétréci; qu'on introduit une canule d'arrière en avant, jusqu'à ce que son extrémité vienne s'appliquer contre le bout postérieur de la coarctation; qu'on pousse une autre canule par l'orifice externe de l'urètre, jusqu'à ce que le bout antérieur du rétrécissement l'arrête et qu'ensuite on perce le point rétréci, maintenu entre les deux canules. Malgré quelques légères différences que présente le procédé décrit par le chirurgien anglais, on ne saurait le considérer comme nouveau, si même il n'était pas inexécutable.

Il y a une distinction importante par rapport aux cas dont il s'agit. Tantôt, par le fait de l'oblitération de l'urètre, le passage de l'urine se trouve interrompu, et l'existence du malade est en péril, si l'art n'intervient pas immédiatement; tantôt l'urètre est dévié, déformé, et plus ou moins complétement oblitéré ; mais l'émission de l'urine se fait encore, soit par la voie naturelle, soit par des fistules, et par suite la vie n'est compromise qu'accidentellement. Ces derniers cas, en apparence très inquiétants, à cause surtout des complications qu'ils présentent, sont en réalité les moins graves et les moins embarrassants. Le malade, conservant la faculté de se débarrasser de l'urine, laisse au chirurgien le temps de combiner, de régler ses moyens d'action. De plus, l'existence d'une fistule, eu égard à la manœuvre, offre une ressource précieuse.

§ I.

Cas dans lesquels le rétrécissement ou l'oblitération de l'urètre est compliqué de fistules périnéales.

Les cas de cette catégorie ne sont pas rares ; plusieurs exemples sont consignés dans les auteurs, et on les rencontre assez souvent dans la pratique.

Ledran donne les détails curieux d'une opération de ce genre. A l'occasion d'une fistule au périnée, il se servit d'un stylet pour pénétrer par cette fistule dans la vessie ; sur le stylet il conduisit une sonde cannelée, non fermée à son extrémité, qui embrassait le stylet ; sur cette sonde il incisa le col de la vessie, puis glissa son bistouri de derrière en devant, même dans l'urètre, pour rejoindre la cannelure du cathéter poussé par le méat jusqu'à l'obstacle. Le cours de l'urine fut ainsi rétabli.

Dans un cas dont parle Hoin, sur le rapport d'Esnaux, chez un homme qui avait un trou fistuleux au périnée, on fit la boutonnière, et, dans le but de faciliter la fonte des duretés, on comprit la fistule dans l'incision, qui fut même prolongée jusqu'au col de la vessie, afin d'opérer le dégorgement de la prostate. Le malade mourut du quatrième au cinquième jour.

Chez un homme de quarante-six ans, affecté de fistules urinaires, et dans l'urètre duquel on ne pouvait passer une sonde, Dubois, au rapport de Monfalcon, porta dans la partie antérieure du canal un cathéter qui s'arrêta au-devant du périnée. L'urètre fut ouvert en ce point, et l'incision prolongée jusqu'à la région postérieure, où se trouvait la fistule la plus étendue et la plus directe. Une sonde introduite dans le canal fut poussée jusqu'à la plaie, et ensuite dans la vessie, à la faveur de la fistule qui correspondait à l'angle postérieur de l'incision; la plaie se cicatrisa par-dessus la sonde, et le malade sembla guéri; mais la dysurie r· parut : pendant les dix années qui s'écoulèrent ensuite, le cathétérisme fut tenté vainement; on se proposait de revenir à la même opération, qui fut ajournée; plus tard, le malade fut sondé par Boyer à l'aide de sa sonde conique.

Avant A. Dubois, Lassus avait pratiqué une opération analogue sur un homme qui, après une contusion du périnée, eut des abcès urineux, suivis de fistules; l'urine ne coulait que goutte à goutte par l'urètre. Dans l'impossibilité de passer la sonde, on pratiqua l'opération suivante : Le malade étant placé comme pour la taille, on fit parvenir une algalie jusqu'à l'obstacle; on fit une incision commençant au point où cette algalie faisait saillie, et s'étendant jusqu'à la dernière fistule; on divisa le point rétréci, on s'assura qu'en arrière il n'existait pas d'autres obstacles, on remplaça l'algalie par une sonde flexible, introduite d'abord jusqu'à la plaie, et de là dans la vessie; un stylet boutonné fit l'office de conducteur; on laissa la sonde en place, la plaie se cicatrisa dessus, et au bout d'un mois le malade fut guéri. Cette opération est rappelée dans le tome IX des *Archives générales de médecine*, à la suite de l'histoire d'une autre du même genre, exécutée en 1819, par M. Vanier, de Cherbourg, et qui fut également suivie de succès.

Dans un cas analogue, mais moins grave, surtout en ce qu'une sonde pouvait encore arriver jusqu'à la vessie, Delpech engagea un cachéter dans l'urètre; « une sonde can-
» nelée glissée dans la fistule, appuyait par son extrémité sur
» la cannelure du cathéter; un bistouri droit fut guidé de la
» sorte à travers la fistule, de manière à diviser la paroi infé-
» rieure du canal, d'un pouce en arrière et en avant du point

» qui avait été rétréci ; en finissant, la peau du périnée fut
» divisée dans une plus grande étendue. Le cathéter fut re-
» tiré et remplacé par une grosse sonde en gomme élastique
» qu'on laissa ouverte. Des pièces d'amadou furent interpo-
» sées entre les lèvres de la plaie, pour en prévenir le recol-
» lement. La suppuration étant établie et le dégorgement de
» la plaie terminé, on parvint à voir une *bride dirigée obli-*
» *quement sur la paroi inférieure du canal, et que l'incision*
» *avait atteinte.* On la détruisit en entier par plusieurs cauté-
» risations au moyen du nitrate d'argent ; après quoi la plaie
» se cicatrisa sur la sonde. Le malade conserva une fistule ;
» c'est à cette bride que Delpech attribua la difficulté de
» passer la sonde et l'impossibilité d'introduire une bougie
» avant l'incision. » Opinion que ne partageront peut-être
pas tous les praticiens.

Voici comment M. Brodie procéda dans le seul cas où il ait
eu recours à cette méthode. « Des essais répétés m'ayant
» convaincu qu'aucun instrument ne pouvait pénétrer à tra-
» vers le rétrécissement, et fort de l'opinion de mes collè-
» gues, je pratiquai l'opération suivante : Le malade ayant
» été placé comme pour la taille, j'introduisis une bougie
» emplastique de gros calibre, dont un aide était chargé de
» tenir le bec appliqué contre le rétrécissement. Je fis alors
» une incision au périnée ; j'agrandis par là le trajet fistuleux,
» et je mis la portion membraneuse de l'urètre à découvert
» jusqu'au siége du rétrécissement dont la bougie indiquait
» la situation avec exactitude. Je retirai alors la bougie, et
» je mis à sa place un instrument qui consistait en un tube
» d'argent droit, fermé à son extrémité, où se trouvait seule-
» ment une fente étroite, à travers laquelle je pouvais faire
» passer la pointe d'une lancette en pressant sur un stylet
» qui dépassait le manche de l'instrument. Après avoir appli-
» qué l'extrémité arrondie du tube contre la partie antérieure
» de l'obstacle, je portai sur sa partie postérieure l'index de
» la main gauche en l'introduisant à travers la plaie du pé-
» rinée et de l'urètre. La pression du tube étant communi-
» quée de l'instrument au doigt, à travers l'obstacle, je

» poussai la lancette, et le rétrécissement fut divisé. Je pus
» alors introduire facilement dans la vessie, à travers l'urètre
» et la coarction divisée, une sonde d'argent que je laissai à
» demeure, et qui fut remplacée, deux jours après, par une
» autre en gomme élastique. La plaie se cicatrisa graduelle-
» ment, l'urine sortit à plein jet ; le malade continua de
» passer une grosse sonde, pour s'opposer au retour de la
» coarctation. »

L'instrument dont M. Brodie s'est servi était celui de
Stafford. La lancette se termine par une pointe aiguë, et
présente à la partie la plus large trois seizièmes de pouce.
En pressant sur le bouton terminal du stylet auquel elle est
fixée, on la fait sortir de sa gaîne, dans laquelle elle rentre
par l'action d'un ressort à boudin. (Voy. fig. 13.)

Ces faits que je choisis à dessein parmi ceux qui présentent
les principaux points de la question, prouvent tous que
l'existence d'une fistule périnéale facilite la manœuvre, et la
rend moins hasardeuse. Un stylet introduit par le trajet
anormal conduit souvent dans le canal et rend plus aisé de
l'ouvrir en arrière du point rétréci. J'ajouterai même qu'on
ne me paraît pas avoir tiré tout le parti possible de l'existence d'une fistule urinaire s'ouvrant dans l'urètre derrière
la coarctation. Au rapport de Desault, copié par Chopart,
le conseil avait été donné de dilater le trajet fistuleux, ce
qui est généralement facile ; on peut, par ce moyen, écarter
une grande partie des difficultés, et abréger les tâtonnements, parce qu'on ouvre une large issue à l'urine, et
qu'ainsi on se met à l'abri des accidents et des désordres consécutifs qui ont tant de gravité. On sait que, dans ces derniers
temps, pour assurer le succès de quelque opération d'uro-
plastie, il a été imaginé d'établir une fistule temporaire.

On s'abuserait néanmoins si l'on croyait que les choses se
passeront toujours d'après les vues de la théorie, et comme
semblent l'indiquer plusieurs des faits que je viens de citer.
Malgré les tentatives dirigées avec le plus grand soin, on ne
parvient pas constamment à passer un stylet de la fistule
dans la partie profonde de l'urètre. On est réduit alors,

comme dans les cas dont il me reste à parler, à agir sans guide, et l'on voit apparaître l'incertitude et les difficultés qui ont arrêté les opérateurs les plus habiles. Tel est le cas qui s'est présenté récemment dans l'un de nos hôpitaux, dont je donnerai plus loin les détails, et dans lequel, malgré la dextérité bien connue du chirurgien, on n'a pu découvrir, au fond de la plaie, la partie membraneuse de l'urètre; dans lequel enfin, comme le fait remarquer J.-B. Brodie, le malade a été reporté dans son lit, sans que l'opération eût été terminée.

En face de ces événements, moins rares qu'on ne pense, j'ai voulu m'assurer, dans plusieurs cas qui se sont offerts dans ma pratique, si par une longue persévérance dans l'emploi des moyens connus de dilatation, on n'arriverait pas à diminuer le nombre de ceux qui paraissent exiger l'action de l'instrument tranchant. Mais il ne faut point perdre de vue que c'est ici une affaire de résignation pour le malade qui se condamne à subir un traitement dont on ne peut prévoir ni le terme, ni les conséquences, et pour le chirurgien une occasion de tentatives hasardeuses, dont le résultat ne saurait être assuré, ni par une patience illimitée, ni par une dextérité à toute épreuve. Dans plusieurs de ces cas, j'ai obtenu de très beaux succès ; dans d'autres, j'ai échoué, et il a fallu ensuite recourir à des procédés qui seront exposés plus loin. Je me bornerai à citer ici deux faits heureux parmi ceux qui m'ont paru les plus propres à établir qu'il ne faut pas trop se hâter de juger ces cas absolument réfractaires. Un malade entra dans mon service il y a quelques années. Son urètre n'avait point laissé passer d'urine depuis neuf mois. Elle s'échappait en entier par des fistules périnéales, et ce n'était que de loin en loin qu'il voyait le bout de sa verge légèrement humecté. La sortie de l'urine par des voies insolites et sans accidents sérieux, donnait le temps de tenter le rétablissement du passage normal. Ce fut là ce dont je m'occupai immédiatement sans me dissimuler les difficultés qui pouvaient se présenter, mais qui furent moindres qu'on ne l'avait prévu. Un stylet très délié pénétrait à quelques centimètres : au

bout de peu jours de l'introduction journalière de cet instrument à extrémité arrondie, je passai de petites bougies
coniques en gomme élastique; bientôt je gagnai du terrain,
les bougies pénétrèrent davantage, et je pus les prendre de
plus en plus grosses; au bout de trois mois je parvins à franchir le dernier obstacle, situé sous l'arcade pubienne, au
devant de l'orifice interne des fistules. Le traitement suivit
dès lors la marche ordinaire, et en moins de cinq mois les
fistules étaient fermées; l'urètre avait repris son diamètre
normal, la miction s'exécutait de la manière la plus régulière
et la plus facile. Ainsi le canal, bien qu'il ne livrât plus passage à l'urine, n'était point oblitéré; ses parois étaient
même moins roides, moins rétractiles qu'on ne le voit dans
des cas en apparence plus favorables, et la dilatation marcha
plus facilement, plus promptement, qu'il n'était permis de
l'espérer.

Chez un autre malade, également reçu dans mon service,
au moment où le traitement du premier touchait à son
terme, il y avait aussi des fistules urinaires, avec gonflement et induration considérables du périnée, du scrotum et
des parties voisines. Quelques gouttes d'urine sortaient encore par la voie normale, mais c'est par les fistules que le
liquide passait non sans difficulté, ni sans douleur; l'infiltration n'était même pas limitée, car, de temps en temps, il se
formait de nouveaux abcès au pourtour des tissus indurés.
Les bougies les plus fines étaient arrêtées au méat urinaire,
qui, ainsi que la partie voisine du canal, était fort induré,
dans l'étendue de plus d'un pouce. Ce ne fut pas sans peine
que je parvins à introduire dans l'orifice le plus petit urétrotome, avec lequel je fis une première incision qui facilita
l'emploi d'un instrument plus fort : au moyen de celui-ci je
pratiquai, en une seule fois, une incision de dix-huit lignes
de long, assez profonde pour permettre d'introduire, dans
la partie divisée, une bougie de trois lignes et demie de
diamètre. Cette bougie fut journellement mise en place jusqu'à ce que les parties indurées eussent repris leur souplesse.
En même temps j'introduisis des bougies plus fines dans la

partie qui n'avait pas été incisée ; mais elles ne pénétraient pas à une grande profondeur. Au niveau de l'insertion du scrotum se trouva une autre induration de plus d'un pouce d'avant en arrière ; celle-là opposa une grande résistance à l'introduction des bougies et des stylets les plus déliés, qui y étaient tellement serrés après quelques minutes de séjour, qu'on avait de la peine à les retirer. Je ne connaissais pas encore l'utilité des incisions longues et profondes dans ces cas : ce fut donc par la dilatation temporaire d'abord, et ensuite permanente, que je combattis cette coarctation. Le passage de l'urine par les fistules permettait de laisser en place, pendant plusieurs jours, des bougies en ivoire, quand le malade souffrait peu, et en gomme élastique, lorsque l'irritation était considérable. Enfin je parvins à pousser une petite sonde flexible jusque dans la vessie ; mais tout n'était pas fini. A différentes reprises, le séjour des sondes devint si pénible, que le malade ne put les supporter ; il fallait les retirer ; la coarctation revenant alors sur elle-même, on était obligé de recommencer avec des sondes plus fines. Ces circonstances prolongèrent la durée du traitement, et ce ne fut qu'au bout de dix mois qu'on parvint à obtenir, et le rétablissement du canal et la guérison des fistules, avec la disparition de l'engorgement et de l'induration du périnée et du scrotum.

Dans ces deux cas spécialement j'avais dû songer à l'instrument tranchant pour écarter des difficultés en apparence insurmontables. Cependant j'hésitai, je différai, d'abord parce qu'il me paraissait fort difficile de mettre à nu la partie de l'urètre placée en arrière de rétrécissements infranchissables, sous l'arcade pubienne, au milieu d'une masse énorme de tissus indurés, plus ou moins désorganisés et criblés d'orifices fistuleux ; ensuite parce que la portion du canal située en avant de ce point, étant le siége de coarctations considérables, il me sembla qu'on devait en premier lieu rétablir le diamètre de cette région. La marche que j'ai suivie me paraît être celle qu'il conviendrait d'adopter dans les cas analogues ; car, admît-on même la nécessité de recourir à l'instrument tranchant, supposition souvent gratuite, comme l'établissent les deux faits qui viennent d'être rapportés , la liberté de la partie pénienne de l'urètre permettrait d'opérer avec plus de sûreté , et donnerait, surtout après la division du point rétréci ; la facilité de rétablir sur la sonde la portion divisée du canal.

§ II.

Cas dans lesquels l'oblitération de l'urètre s'opposant à l'emploi des sondes et des bougies, on a tout à craindre de la suspension du cours de l'urine.

Si l'on a égard aux cas nombreux de rétention complète d'urine dans lesquels le cathétérisme a été impraticable , il paraîtrait qu'on devrait souvent recourir aux procédés que je me propose d'étudier. Mais ce n'est pas à leur emploi qu'on a eu recours ordinairement. La ponction vésicale a presque toujours été préférée; j'ajouterai même que les hommes dont on peut invoquer le témoignage en sa faveur, occupent le plus haut rang dans la science. Cependant il n'en demeure pas moins établi qu'on peut , dans certaines circonstances, recourir utilement à l'urétrotomie de dehors en dedans , et sans guide , qu'on pratique de deux manières principales.

Cette espèce d'urétrotomie a été faite sur tous les points de l'étendue du conduit excréteur de l'urine. De nos jours même on a ouvert ce canal derrière l'orifice externe, à sa partie pénienne, et au devant du bulbe. M. Chélius, à la suite d'un ulcère de nature syphilitique, suivi d'induration du gland et d'oblitération de l'urètre, pratiqua, immédiatement derrière le point rétréci, une incision de dehors en dedans , dont le but était de donner issue à l'urine. Au rapport de M. Franc , à l'hôpital Saint-Éloi de Montpellier , on fit , en 1836 , sur une nodosité de l'urètre, du volume d'un pois chiche, située à trois pouces du méat urinaire, et obstruant le canal , une incision qui divisa la tumeur jusqu'à celui-ci inclusivement, dont la lumière était si étroite qu'il n'admettait même pas le stylet le plus mince ; la tumeur était pres-

que cartilagineuse ; on mit une sonde à demeure ; les bords
de la plaie furent réunis par des points de suture et la guérison eut lieu. Quelque favorables que soient ces résultats,
on ne saurait conseiller une telle opération, au moins inutile,
et qui peut être suivie de ces fistules urétrales qu'il est souvent difficile de guérir en cet endroit.

Parmi les faits récents de ce genre, la pratique de M. Lallemand en a offert un dont je crois ne pouvoir pas me dis-
penser de parler ici. Un calculeux de vingt-six ans entre à
l'hôpital Saint-Éloi. La pierre dont le diamètre était d'*environ trois pouces*, *n'avait pu être reconnue l'année précédente.*
On l'écrasa par les procédés de la lithotritie. Les fragments
s'arrêtèrent en partie dans l'urètre : on en fit l'extraction.
L'un d'eux, logé dans la région bulbaire, ne put être retiré.
Il laissait passer la sonde, mais s'opposait à la sortie des
autres débris. On pratiqua la taille latérale. La quantité de
pierres extraites fut évaluée à cinq onces. On eut beaucoup
de peine à enlever le fragment qui avait été reconnu dans
l'urètre. On lava la vessie : du sang s'écoula, on cautérisa
avec le fer rouge : un mois après, guérison sauf une fistule.
On constata un rétrécissement considérable à l'endroit où
avait séjourné le fragment. Aucune sonde ni bougie ne peut
être introduite. L'urine passe en entier par la fistule. On se
décide à faire un incision verticale depuis trois pouces au-
dessous du méat urinaire jusqu'à la courbure de l'urètre,
entre les bourses. Une sonde d'argent avait été conduite
jusqu'au rétrécissement. Cependant l'opérateur eut de la
peine à trouver le point où existait la lésion. Il reconnut
enfin que l'urètre était complétement oblitéré dans l'étendue
d'un pouce environ. « Le tissu fibreux qui remplaçait le
» canal fut incisé, et on ouvrit inférieurement la portion du
» conduit qui tient à la vessie. » On plaça une sonde flexible
et on fit huit points de suture. Tout alla au mieux, et vingt
quatre jours après il ne restait plus qu'un petit pertuis par
lequel sortait un pus de bonne qualité.

Ce fait présente, entre autres particularités remarquables,
l'incertitude du cathétérisme, eu égard au diagnostic de l'af-

fection calculeuse, la possibilité d'attaquer une pierre énorme par les procédés de la lithotritie, la position qu'occupa le fragment arrêté dans l'urètre, le succès de la taille après la lithotritie, et la formation rapide de la coarctation urétrale, ce dont on connaît plusieurs exemples, etc.; sur tous ces points, le lecteur remarquera sans peine ce qu'il y a d'inusité dans la relation du professeur de Montpellier.

C'est à la partie membraneuse de l'urètre qu'ont été exécutées la plupart des opérations dont je m'occupe. Aux faits dont la science est déjà en possession, j'ajouterai le suivant, qui me paraît des plus propres à intéresser le praticien.

Un officier venant d'Alger éprouvait depuis plusieurs années des difficultés progressives d'uriner. Après divers traitements successifs, mais sans résultat, il réclama mes soins. L'urine coulait par gouttes et non sans de grands efforts. L'urètre, à partir de deux pouces du méat urinaire, formait une sorte de cordon ligamenteux fort dur. Le conduit était si étroit qu'on ne pouvait y faire pénétrer, de quelques lignes seulement, que le stylet le plus délié, et il était tellement serré, après quelques minutes de séjour, qu'on avait de la peine à le retirer. La dilatation ordinaire se trouvant impossible, je me décidai à pratiquer l'urétrotomie d'avant en arrière et par un procédé qui sera ultérieurement décrit.

En combinant ensemble l'action de l'instrument tranchant et des dilatateurs, je parvins à rétablir le canal jusque sous l'arcade pubienne. Ce ne fut toutefois pas sans difficultés. D'un côté, le stylet conducteur s'engageait à peine dans le point rétréci, et chaque fois la lame ne détruisait qu'une faible partie des tissus indurés. Il ne fallut pas moins de trente opérations pour diviser ainsi d'avant en arrière toute l'épaisseur de la coarctation. D'un autre côté, il est constaté par l'expérience que les rétrécissements situés à la partie pénienne de l'urètre, qu'on les dilate ou qu'on les incise, ont une tendance très prononcée à se reproduire aussi longtemps qu'il existe un autre rétrécissement sous l'arcade pubienne. C'était donc un soin de tous les instants que de conserver l'élargissement qu'on avait obtenu. Mais le malade, que j'avais prévenu de cette particularité, ne perdit pas courage, et se soumit à tout ce qui lui fut prescrit avec une admirable résignation ; il le fallait bien, car nous étions encore loin du but. Sous l'arcade pubienne, la lumière du rétrécissement était si petite qu'on ne put y introduire ni une bougie, ni le stylet le plus délié Je me vis réduit ou à traverser sans guide la coarctation à l'aide d'une sonde pointue poussée d'avant en arrière, dans la direction du canal, ou à l'attaquer de dehors en dedans par l'instrument tranchant. Ce dernier procédé me parut préférable.

Je n'avais rien à faire pour décider le malade à s'y soumettre, car tous les jours j'avais à lutter contre ses instances. Il voulait qu'on entreprît quelque chose, tout ce qu'on voudrait, ajoutait-il, afin de mettre un terme à la déplorable position dans laquelle il se trouvait. D'un autre côté, la partie mobile de l'urètre était déjà assez libre pour que la nouvelle manœuvre pût être exécutée avec facilité.

- Le malade fut placé dans la position de ceux qu'on taille au périnée. Je fis entre le bulbe et l'anus, sur la ligne raphéale, une incision qui divisa la peau et les tissus sous-jacents, jusqu'à la partie membraneuse de l'urètre, qu'à force de recherches je parvins à mettre à nu et à diviser dans le sens de sa longueur. Mais il se présenta de grandes difficultés, qui prolongèrent la manœuvre. Le malade était fatigué ; j'ajournai la fin de l'opération, après avoir passé dans l'ouverture pratiquée à l'urètre, et jusqu'à la vessie, une sonde qu'on fixa avec soin.

Après quelques jours de repos, l'opération fut reprise ; il s'agissait de diviser la coarctation elle-même, c'est-à-dire la partie rétrécie du canal, située entre l'ouverture déjà faite en arrière et le point où s'arrêtait la sonde introduite par l'urètre, espace qui fut évalué à neuf lignes. Le malade fut placé derechef dans la même position, une sonde fut introduite dans le canal et confiée à un aide chargé de la maintenir solidement contre la coarctation, et d'en faire saillir l'extrémité sous les téguments. La sonde de la plaie fut remplacée par un gros stylet cannelé, qui servit de guide au bis-

touri, pour commencer l'incision du point rétréci, à laquelle
je procédai d'arrière en avant, en évitant d'intéresser le
prolongement bulbaire. Les tissus recouvrant la coarctation
furent divisés par couches de dehors en dedans, jusqu'à l'u-
rètre, que je parvins à découvrir d'une manière assez dis-
tincte pour l'ouvrir longitudinalement sur la crête même.
Bien que le sujet fût maigre et des plus dociles, l'opération fut longue et très difficile. Il se présenta ensuite d'autres
obstacles que ne m'avait point suggérés la théorie et dont
il n'est pas fait mention dans les faits pratiques portés
à la connaissance du public : ce sont les difficultés de faire
passer la sonde du bout antérieur dans le bout postérieur de
l'urètre, après la division des tissus. Qu'elle sortît par la plaie
ou qu'elle buttât contre l'angle postérieur de cette dernière,
j'eus une peine infinie à l'introduire dans la vessie, malgré la
sonde cannelée qui servait de conducteur. Je ne parvins ensuite à écarter sûrement les obstacles, et à soustraire le malade à des tâtonnements toujours douloureux, qu'à l'aide
d'un conducteur spécial, à large gouttière, que je fis cons-
truire pour ce cas particulier. C'est un gorgeret cylindrique
plus long, plus étroit et à parois plus minces que celui dont
on se sert dans la cystotomie périnéale. Je le plaçais chaque
fois dans la plaie jusqu'à la vessie, la sonde introduite dans
le canal se logeait sans peine dans la gouttière, et cheminait
jusque dans le réservoir de l'urine. Le nouveau gorgeret ne
m'a pas été moins utile quand il s'est agi de changer les
sondes. Je n'y ai renoncé que lorsque l'orifice fistuleux, en
se rétrécissant, ne m'a plus permis de le placer.

Cette difficulté d'introduire les sondes, alors même que le
canal était assez dilaté pour en admettre de volumineuses,
m'a paru tenir : 1° à l'épaississement et à l'induration de la
face supérieure de l'urètre, non atteinte par l'instrument
tranchant, et formant une sorte d'éperon en relief dans le
canal; 2° à la faiblesse et à l'amincissement de ces mêmes
parois, à la face inférieure correspondante. Pendant longtemps, je dus procéder moi-même à l'introduction de plus
grosses sondes, quoique la plaie fût entièrement cicatrisée,

et que l'urine sortît librement par la voie normale. Ce ne fut qu'à la longue que le malade parvint à les passer lui-même, ce qu'on lui recommanda de faire de temps en temps, afin de consolider la guérison et de prévenir la récidive. Plusieurs lettres que j'ai reçues, depuis le départ du malade en 1846, m'ont fait connaître que le résultat définitif était aussi satisfaisant qu'on pouvait le désirer.

Le fait dont je viens d'exposer les principaux détails, a une grande portée ; il suffirait, lui seul, pour établir l'utilité de l'urétrotomie de dehors en dedans. Mais il faut tenir compte de toutes les phases d'un traitement qui n'a pas duré moins d'une année, et dont le résultat paraissait encore si incertain, au neuvième mois, que dans une réunion de chirurgiens, les plus éclairés et les plus compétents, il fut décidé qu'on se bornerait à un traitement palliatif : le malade, plus confiant dans les ressources de l'art, ne voulut point s'en tenir là et il eut raison.

J'avais affaire à un malade courageux, patient, résigné, ne reculant devant aucune manœuvre, quelque agaçante et douloureuse qu'elle fût ; ces conditions étaient nécessaires en face des difficultés inouïes que réunissait ce cas grave, compliqué. A l'exemple de B. Brodie et autres, je ne me suis décidé à entreprendre l'opération qu'à la dernière extrémité, et après avoir acquis la certitude que tout autre moyen était inapplicable. Je n'ai ni cédé à l'entraînement trop facile de quelques modernes, ni reculé devant le tableau, tant soit peu rembruni, qu'ont esquissé les anciens. Je m'arrêterai un moment sur ce sujet.

§ III.

Appréciation de l'urétrotomie de dehors en dedans.

Nos prédécesseurs ont généralement considéré l'urétrotomie de dehors en dedans, et sans guide, comme une opération semée de difficultés et d'écueils.

Je ne parle pas de l'illustre Desault, qui ne veut ni de

l'urétrotomie, ni de la ponction vésicale, et qui s'en tient presque exclusivement au cathétérisme, plus ou moins forcé, dans la pratique duquel il s'était fait une réputation à nulle autre comparable. Il n'admet pas d'exception pour les cas où le trajet de l'urètre est semé de nodosités, de tumeurs plus ou moins volumineuses, souvent stationnaires, mais susceptibles de prendre, au moment où l'on s'y attend le moins, un développement considérable, suivi de désordres plus ou moins graves. Dans les cas où l'urètre admet la sonde avec tant de difficultés, Desault triomphe des obstacles, et proclame la sonde le meilleur, même l'unique moyen de combattre utilement l'état morbide. « Les sondes à de-
» meure, dit-il, produisent la fonte des duretés situées dans
» les parois de l'urètre, autant par la compression qu'elles
» exercent sur elles, que par l'espèce de suppuration qu'elles
» occasionnent. »

A côté de Desault, dont les opinions sont évidemment trop exclusives, viennent se placer Chopart, Deschamps, etc., qui se sont élevés aussi contre l'urétrotomie. Mais elle a trouvé récemment, surtout en Angleterre, des partisans qui l'ont vantée à outrance, ce qui a conduit S. B. Brodie à nous faire connaître son opinion. A la suite d'une opération qu'il a pratiquée par un procédé mixte, dans lequel sont combinées ensemble l'urétrotomie et la ponction du rétré-cissement, M. Brodie, appliquant à la méthode les remar-ques auxquelles il a été conduit par ce cas particulier, fait observer d'abord que les circonstances dans lesquelles on aurait à y recourir sont fort rares; et il ajoute, quant à la manœuvre, que l'opérateur a besoin d'une grande prudence pour sous-traire le malade aux suites graves que l'opération peut en-traîner. Voici du reste comment il s'exprime : « On a pro-
» posé de mettre à nu par une incision périnéale, toute la
» partie rétrécie de l'urètre, de diviser l'obstacle avec un
» bistouri, et d'introduire ensuite une sonde en gomme
» élastique qui doit parcourir tout le canal jusque dans la
» vessie, sonde sur laquelle on laisse la plaie se cicatriser.
» J'ai moi-même, dit-il, pratiqué une fois cette opération

» avec succès, et j'ai entendu dire que d'autres aussi l'ont
» exécutée plusieurs fois. Dans la majorité des cas, d'après
» ce que j'ai ouï dire, elle a été faite avec difficulté, et il en
» est où les malades ont été reportés à leur lit sans qu'elle
» eût été terminée; même dans les circonstances les plus
» heureuses, il peut rester douteux que le rétrécissement ait
» été convenablement divisé, c'est-à-dire que l'incision ait
» passé par son centre, ou seulement sur un des côtés de
» l'induration. Je suppose qu'aucun chirurgien ne conseille-
» rait une semblable opération que comme dernière res-
» source, et lorsqu'il aurait été impossible de franchir l'ob-
» stacle par tout autre moyen. »

J'ai cru devoir reproduire ici avec quelques développements l'opinion du premier chirurgien actuel de l'Angleterre,
parce qu'elle contraste avec les exagérations récemment
exprimées dans ce pays, qu'elle se rapproche de ce qu'avaient
dit nos prédécesseurs, et qu'elle est en harmonie avec ce
qu'indiquent la raison et l'induction. On aura remarqué de
combien de précautions M. Brodie s'est entouré pour pratiquer son opération; non seulement il fait ressortir la nécessité dans laquelle il se trouvait, mais encore il veut être
appuyé de l'assentiment de ses confrères. On ne saurait, suivant lui, mettre trop de soin à éviter les fausses routes et à
faire l'incision à côté du véritable canal, ce dont il reconnaît
la possibilité, même dans les circonstances les plus heureuses.
C'est comme dernière ressource qu'il veut qu'on ait recours
à un pareil moyen, et notons-le bien, il s'exprime ainsi même
en faisant allusion au procédé modifié qui lui paraît le plus
exempt de dangers, et j'ajouterai, en opérant sur un sujet
placé dans la série des cas les moins graves, par rapport auxquels les résultats obtenus par Ledran, Lassus, Dubois, Delpech ont prouvé que non seulement on peut réussir, mais
aussi qu'on opère avec certitude.

En France les chirurgiens diffèrent essentiellement d'opinion eu égard à l'urétrotomie de dehors en dedans. Les uns,
parmi lesquels je citerai M. Velpeau, fidèles aux doctrines
généralement admises, s'élèvent avec force contre cette opé-

ration , soit qu'on ne divise de l'urètre que le point rétréci,
soit qu'on fasse en arrière de la coarctation une incision qui
se rapproche plus ou moins de la prostate. « En admettant,
» dit ce chirurgien, que la simple boutonnière soit quelque-
» fois indispensable , que le cathétérisme forcé ne doive pas
» lui être préféré, quand il est possible de passer une bougie,
» on peut du moins affirmer que cette incision doit suffire à
» l'homme instruit pour découvrir la continuité du canal. La
» ponction de la vessie serait assurément moins dangereuse,
» plus prompte, vingt fois moins douloureuse que le procédé
» de MM. Groniger et Cox. Je doute d'ailleurs qu'aucun pra-
» ticien français se trouve aujourd'hui dans la nécessité
» d'imiter une pareille conduite et que la simple boutonnière
» elle-même soit souvent invoquée par eux. J'ajouterai que
» ce canal de nouvelle formation ne se maintiendrait pas,
» qu'il se refermerait malgré tout. » (*Nouveaux éléments de
médecine opératoire* , t. IV, p. 702).

D'autres, s'appuyant de l'autorité de J.-L. Petit, et sur
quelques faits recueillis de nos jours, cherchent à faire ressortir l'utilité de cette méthode : ils n'hésitent même pas à
proclamer qu'elle constitue un moyen précieux à l'égard
duquel nous aurions à déplorer et l'aveuglement de ceux qui
le condamnent et la conduite de ceux qui, sans exprimer leur
sentiment à son égard, ont fait et font toujours les plus grands
efforts pour ne pas être réduits à la nécessité d'y recourir.

Il y a exagération des deux côtés. Ce n'est pas dans ces
opinions extrêmes qu'il faut chercher la vérité. J'ai cité
quelques faits pratiques ; MM. Blasius , Bonnet, Didot, Mi-
chaux, Pétrequin, Uytteroeven, etc., en ont publié d'autres
plus récents. Au dire du traducteur de l'ouvrage de M. Brodie
(*Traité des maladies des organes urinaires*), auquel il a ajouté
des notes intéressantes , MM. Serre et Lallemand auraient
pratiqué plusieurs fois l'urétrotomie avec succès et sans que
les malades aient éprouvé d'accidents graves. La différence
principale dans le procédé consiste en ce qu'au lieu du bistouri, dont on se sert généralement, M. Serre a préféré des
ciseaux qui, suivant lui, permettent de diviser plus sûrement

les tissus sur la ligne médiane et d'éviter soit la blessure des corps caverneux , soit la section de l'urètre en travers. A la vérité, on n'attache pas beaucoup d'importance à ce dernier accident, et le traducteur ajoute même qu'il a vu un chirurgien, ne pouvant plus trouver le canal sur le point oblitéré, couper exprès transversalement, sans que la guérison en fût entravée.

Ce qui frappe surtout dans l'exposé des faits nouveaux, c'est le silence de la plupart des auteurs sur les particularités de la manœuvre, déjà signalées, et qu'on retrouve dans le cas que je viens de relater. A en croire les modernes, même ceux qui ne se renferment pas exclusivement dans le cercle des combinaisons de la théorie, on procéderait presque avec facilité et certitude à cette opération dans laquelle Desault ne voyait qu'incertitude et danger, que Deschamps regardait comme impraticable et dont le grand Sabatier déclarait n'avoir pu concevoir la possibilité. Ils nous disent que l'anatomie est le meilleur conducteur et qu'ici ce guide n'est pas moins certain que quand il s'agit de procéder à la recherche d'une artère ; que sous l'influence des efforts que fait le malade pour uriner l'urètre devient plus apparent ; ajoutant même que si l'état pathologique opère des changements dans la partie de l'urètre sur laquelle on doit agir, ces changements sont favorables à l'opérateur. Cette théorie est en opposition avec les données fournies par l'expérience, et il importe d'autant plus d'en faire la remarque, qu'en masquant ainsi les difficultés, on engage les jeunes praticiens dans une fausse voie.

On ne supposera pas, je pense, que Desault, Chopart, Deschamps , Sabatier, Brodie , etc., qui ont rencontré tant de difficultés ne savaient pas l'anatomie, ou qu'ils manquaient de ce tact chirurgical derrière lequel on se retranche.

Le rapprochement qu'on a cherché à établir entre une artère et l'uretère réduit à l'état de cordon ligamenteux , n'est pas acceptable. On ne peut pas non plus admettre que le malade faisant effort pour uriner, il devient facile de glisser un stylet dans le bout postérieur du canal. Ce n'est point un besoin d'uriner qu'éprouve celui dont on vient d'inciser profondément le périnée; et si l'on a vu l'urine sourdre du fond de la plaie dans quelques cas, ce ne sont là que des exceptions rares sur lesquelles il ne faut pas compter. Est-on mieux fondé à dire que les changements opérés par l'état pathologique ne sont pas défavorables à l'opérateur? Eu égard à l'urètre, c'est au devant de la portion membraneuse qu'on rencontre le plus souvent les coarctations qui peuvent réclamer l'emploi de l'urétrotomie. Comme cette portion est fort extensible, on a supposé que, dans le cas de rétrécissement, l'urine la dilatait; puis l'on s'est fondé là-dessus pour dire qu'après la division des tissus extérieurs sur la ligne raphéale, entre l'anus et le prolongement bulbaire, l'espèce de fluctuation qui se fait sentir au fond de la plaie rend assez facile de découvrir le canal. Évidemment on a fait abus là de l'interprétation ; car, non seulement la prétendue dilatation du canal derrière l'obstacle n'existe pas toujours, mais encore, quand elle se rencontre, elle contribue peu à faire apercevoir aisément l'urètre au fond de la plaie.

On parle d'un cas dans lequel M. Ekstrom aurait admirablement réussi ; mais un seul fait ne saurait servir de base à un précepte chirurgical, et ce fait d'ailleurs est en opposition avec d'autres en grand nombre.

Eu égard aux tissus qui recouvrent l'urètre, tous ceux qui ont pratiqué la boutonnière dans les cas de contusion du périnée reconnaissent que souvent on ne parvient à découvrir le canal qu'à force de tâtonnements, de tiraillements susceptibles d'entraîner de grands désordres. Qui oserait contester que le gonflement et l'induration de ces mêmes parties par suite de l'infiltration urineuse n'apportent pas aussi des difficultés de tout genre? En face de ces masses dures, informes, qu'il n'est pas rare de rencontrer, le chirurgien se trouve privé de toutes les inductions que pourraient lui fournir ses connaissances anatomiques aidées du témoignage de ses sens. Faut-il s'étonner après cela qu'on fasse des incisions au hasard ; qu'on divise des parties qu'on avait intérêt à ménager, qu'on manque l'urètre, qu'on fasse l'incision à côté, et qu'on soit réduit à laisser l'opération inachevée, comme le disent Desault et Brodie, et comme je l'ai vu ; ou enfin qu'on se décide ou à couper l'urètre en travers , ou à plonger un trois-quarts dans la direction de la vessie comme cela s'est présenté en Amérique , en 1844. Après avoir introduit jusqu'à la coarctation une sonde cannelée et pratiqué une première incision de deux pouces de profondeur et de cinq pouces de long , M. Atlee ne put parvenir à découvrir l'urètre au fond de la plaie. C'est en vain qu'il multiplia les recherches et qu'il agrandit l'incision vers le pubis, la prostate et le rectum ; tout fut inutile. L'opérateur ne fut pas plus heureux en cherchant à se frayer une route vers la vessie , à l'aide d'un bistouri ; mais il réussit enfin à ponctionner le viscère avec un trois-quarts. Bien que le malade ait survécu à cette opération dans les détails affligeants de laquelle il me paraît inutile d'entrer , on ne saurait invoquer ce fait en faveur de la méthode dont il met en relief les difficultés et l'incertitude.

Réussirait-on mieux si, au lieu de pratiquer l'urétrotomie à l'endroit dont on a fait en quelque sorte un lieu d'élection, on se décidait à adopter le procédé vanté en France et en Angleterre, qui consiste à faire l'incision immédiatement au devant de la prostate , ou à opérer par le rectum entre la pointe de la prostate et l'anus dilaté avec un spéculum bivalve, en forme de cosse de pois? A entendre les partisans de ces procédés , la plupart des difficultés seraient écartées par eux et la manière d'agir qu'ils proposent réunirait en sa faveur le plus possible de chances de succès.

Faisons remarquer d'abord que ces procédés ne sont pas absolument nouveaux; que l'un est indiqué dans Deschamps, et que dans la plupart des cas dont je viens de parler , et quelques autres analogues, on ne s'est pas tenu strictement à diviser les tissus qui recouvrent la coarctation et celle-ci elle-même ; le plus souvent au contraire l'incision a été ou commencée ou prolongée en arrière, de telle façon qu'il y avait pour ainsi dire combinaison des procédés précédemment indiqués. D'ailleurs que l'incision extérieure soit un peu plus ou un peu moins en arrière, il ne saurait résulter de là , eu

égard à la manœuvre, les différences qu'on indique, et l'opération ne devient réellement ni moins difficile ni moins incertaine. Ainsi, de quelque manière qu'on procède, il faut s'attendre à rencontrer de grandes difficultés. Assurément ce
n'est point là une raison de renoncer à un procédé utile ; car
on est en droit d'espérer qu'on parviendra à les atténuer ;
d'un autre côté, il faut tenir compte des obstacles qu'il n'est
pas rare de rencontrer dans l'application des autres ressources dont l'art dispose dans ces circonstances difficiles.
Quoi qu'il en soit, les difficultés et l'incertitude de la manœuvre
exercent, quant à présent, une grande influence dans l'appréciation du procédé qui nous occupe. Ce n'est pas tout ; il y
a des accidents et des dangers dont on ne paraît pas s'occuper , et qui n'en méritent pas moins de fixer l'attention,
alors même qu'ils ne seraient point inhérents à la méthode
et qu'ils proviendraient, pour la plupart, de ce qu'elle n'a pas
été régulièrement appliquée. En effet, l'art n'est pas encore
en possession de données propres à garantir des écueils et à
établir une pratique plus sûre. Il faut donc considérer ces
inconvénients et ces dangers comme réels et pouvant se présenter sous la main la plus habile (1).

Il y a une question grave dont la solution peut même
devenir un motif déterminant dans le choix de la méthode. Quel sera le résultat définitif de l'opération , alors
même qu'elle réunirait toutes les conditions désirables sous
le rapport de l'exécution ? Parvînt-on à rétablir le canal,
ou à en former un nouveau , le malade ne retombera-t-il pas
bientôt dans la même situation ? C'est l'opinion de quelques
chirurgiens ; d'autres expriment un sentiment différent ;

____

(1) Colot avait déjà fait remarquer que la boutonnière peut causer la
mort.C'est aussi ce que prouvent, entre autres faits, une observation de
Hoin relatée plus haut, et le cas rapporté par Saviard d'un homme chez
lequel on n'avait pu introduire aucune sonde ; on fit la boutonnière, et
les accidents, au lieu de diminuer, s'aggravèrent et finirent par amener
la mort. Un tel événement nē saurait surprendre , puisqu'on voit les
opérations les plus simples faites à l'urètre devenir la cause d'accidents
mortels.

les uns et les autres citent des faits, mais ils ne suffisent pas pour résoudre le problème ; il n'y a, en effet, qu'un petit nombre de cas dans lesquels on ait tenu exactement compte du résultat définitif du traitement. C'est là une regrettable lacune que les modernes doivent s'attacher à faire disparaître. Mais ce qui est déjà constaté, c'est que la plupart des opérés obtiennent un soulagement immédiat, et qu'ils recouvrent la faculté d'uriner que plusieurs ont même conservée longtemps, au moyen de précautions assujettissantes, sans doute, mais qui ne sont pas moins nécessaires à la suite des autres méthodes de traitement.

Ainsi, dans l'état actuel de la science, en tenant compte des circonstances qui viennent d'être indiquées, l'urétrotomie de dehors en dedans est une opération rationnelle, dont le praticien doit s'occuper, parce qu'elle peut devenir une ressource précieuse contre divers rétrécissements infranchissables de la courbure de l'urètre, et surtout dans certains cas de fausse route dont je me suis longuement occupé dans mon *Traité pratique*, mais dont on n'apprécie pas assez généralement la gravité. Ce sont, en effet, les plus embarrassants que puisse rencontrer un chirurgien, appelé à combattre une rétention complète d'urine, après que d'autres ou lui-même ont perforé le canal, en avant de la coarctation. Dans ces cas il est presque toujours impossible de distinguer si la sonde qu'on essaie d'introduire s'engage dans le véritable canal, ou dans la voie anormale. Il ne faut pas se le dissimuler, les difficultés dépassent alors tout ce qu'on peut imaginer : on ne procède qu'au hasard, presque toujours on se fourvoie, et l'on ne fait qu'aggraver la position du malade. Il ne reste d'autre ressource que la ponction vésicale par le rectum ou l'hypogastre, à moins qu'à l'exemple de quelques chirurgiens hardis, on ne pousse avec force, à travers le périnée, et dans la direction de la vessie, une sonde trois-quarts ou tout autre instrument analogue ; je reviendrai sur ce dernier procédé qui est semé d'écueils : quant à la ponction de la vessie, elle procure un soulagement immédiat ; mais elle n'atteint même pas l'état maladif de l'urètre, source de tous les accidents, et, au bout de quelques jours, il faut chercher de nouveaux moyens.

On a dit que l'arrêt des graviers, des petits calculs ou des fragments de pierre derrière un rétrécissement infranchissable, est une des principales circonstances qui peuvent exiger l'emploi de l'urétrotomie périnéale, et l'on a cité des faits à l'appui de cette opinion. Assurément l'existence d'une concrétion calculeuse derrière un rétrécissement constitue une complication fort sérieuse. J'en ai vu un grand nombre d'exemples de plusieurs desquels j'ai donné les détails dans le premier volume du *Traité pratique* et dans le *Traité de la lithotritie*. Mais presque toujours je suis parvenu à dilater la coarctation, au point de permettre et le passage des sondes, et l'extraction des corps étrangers. J'ajouterai même que le passage répété des instruments et les manœuvres pour saisir et pour retirer les calculs, sont un moyen très efficace de dilater la coarctation sur laquelle on agit alors spécialement d'arrière en avant, procédé qu'on a présenté dans ces derniers temps comme une innovation. Je ferai observer que, dans cette manœuvre, il faut user d'une grande circonspection pour éviter, soit une dilatation forcée, soit des déchirures qui entraîneraient des conséquences d'autant plus graves, que la présence des graviers restants accroîtrait l'irritation locale. Il m'est souvent arrivé, en pareille occurrence, de lâcher un calcul que j'avais saisi, parce que je le trouvais trop volumineux, eu égard au diamètre du point rétréci, et que l'instrument dont je me servais n'était pas assez fort pour en opérer le brisement.

Ainsi, dans les cas de cette catégorie, on n'aura recours à l'instrument tranchant que quand il s'agira de pierres trop volumineuses pour être extraites ou écrasées, quand le rétrécissement ne sera point dilatable, enfin lorsque la nécessité absolue de donner une prompte issue à l'urine ne laissera pas le temps de recourir à des moyens plus doux fournis par la lithotritie.

Toutefois, si, depuis la découverte de cette méthode, on rencontre moins souvent l'obligation de faire la boutonnière, pour retirer les calculs entiers de l'urètre, en revanche l'arrêt des fragments calculeux dans le canal, après le morcellement de la pierre, a mis un assez grand nombre de fois dans le cas de recourir à une incision à l'effet de les retirer. Je l'ai pratiquée : d'autres en ont fait autant. Ayant donné ailleurs un exposé succinct de ces faits, je me contenterai de faire observer, eu égard à l'urétrotomie, que, quoique la présence d'un corps étranger, avec ou sans rétrécissement, soit une circonstance qui semble devoir permettre d'arriver plus facilement et plus sûrement dans le canal, l'opération ne marche néanmoins pas toujours avec autant de régularité qu'on le croirait. En la pratiquant, dans certains cas graves, je me suis rendu compte des difficultés qu'on rencontre lorsque, comme le dit Colot, on agit sans soutien et sans guide (1).

Les faits et les remarques qui précèdent conduisent à établir que l'urétrotomie de dehors en dedans, comme moyen d'attaquer les rétrécissements infranchissables de la partie profonde de l'urètre, peut être utilement tentée :

1° Lorsque l'oblitération plus ou moins complète du canal est accompagnée de fistules périnéales, qui, en livrant passage à l'urine, laissent à l'opérateur le temps de combiner, de régler ses moyens d'action, et par lesquelles on peut, soit immédiatement, soit après un traitement préparoire, introduire jusque dans la partie profonde de l'urètre, une sonde cannelée qui sert de guide au bistouri dans la division des tissus, et facilite l'ouverture du canal au fond de la plaie ;

2° Quand la suspension du cours de l'urine compromet l'existence du malade et que le chirurgien n'a d'autres ressources que de ponctionner la vessie ou de forcer la coarctation urétrale d'avant en arrière et sans guide, au moyen d'un

(1) On est revenu dernièrement à l'idée de faire l'urétrotomie afin de faciliter l'introduction des instruments lithotriteurs et des appareils destinés à incarcérer la pierre pour la dissoudre. Depuis longtemps cette combinaison s'est présentée à l'esprit de quelques chirurgiens, il y a eu même un commencement d'exécution. Aujourd'hui l'expérience s'est prononcée à l'endroit de la lithotritie, et l'on ne comprend pas que cette idée trouve encore des partisans.

trois-quarts ou de tout autre instrument pointu. Bien que, dans l'urétrotomie, on procède à tâtons à la découverte du canal au fond de la plaie, qu'on éprouve souvent de grandes difficultés pour diviser le point rétréci dans le sens de sa longueur, et finalement pour passer les sondes et rétablir le canal dans son état naturel, cette opération doit généralement être préférée à la ponction, soit de la vessie, soit du rétrécissement lui-même, parce que dans un cas on n'atteint pas le mal dans sa source, et que dans l'autre on procède d'une manière plus incertaine encore et plus périlleuse.

3° Dans certains cas de fausse route, l'urétrotomie peut surtout offrir un moyen efficace de donner issue à l'urine, de rétablir la communication entre la vessie et la partie antérieure du canal, et en même temps de combattre les désordres produits par la fausse route.

ARTICLE II. — URÉTROTOMIE DE DEDANS EN DEHORS.

§ I. *Aperçu historique.*

Dans l'urétrotomie de dehors en dedans il faut, le plus souvent, plusieurs opérations successives pour atteindre le but à travers les difficultés de tout genre qui le masquent. De là une variété presque infinie et dans la manière de procéder et dans l'opinion que les maîtres de l'art ont exprimée sur la valeur et l'opportunité de cette méthode. Sous tous les rapports, l'urétrotomie de dedans en dehors présente des différences qui sont en général à son avantage.

L'idée de porter un instrument tranchant ou piquant dans l'urètre, soit pour se frayer une route qui permette de donner issue à l'urine, soit pour faciliter la dilatation des points rétrécis, soit même pour former un nouveau canal, dut se présenter à peu près en même temps que celle de recourir aux sondes et aux bougies. En effet, Galien parle de callosités de l'urètre qu'on détruisait au moyen d'un cathéter. Amatus Lusitanus nous apprend que, dès longtemps avant lui, quand les bougies ne passaient pas, on les effilait par

le bout, afin de les engager avec plus de facilité. Le cathétérisme forcé est indiqué dans d'autres auteurs encore, par
exemple dans Jean de Vigo ; Alphonse Ferri en parle dans
les termes les plus explicites.

Suivant Tolet, on incise, on ronge les carnosités qui se
rencontrent dans l'urètre.

Ambroise Paré était trop chirurgien pour s'en tenir à des
termes si vagues. Aussi, non seulement il trace la marche
qu'on doit suivre, mais encore il fait connaître jusqu'à trois
instruments propres à pratiquer l'opération, et dont deux
sont figurées dans ses œuvres. Voici comment il s'exprime :
« Si l'on connoist qu'elles soient calleuses (les carnosités),
» et ayent pris cicatrice (ce qui sera aisé à voir parce que
» d'elles ne sortira aucune humidité superflue), alors les con-
» vient escorcher et rompre, avec une sonde ou verge de
» plomb ayant, un doigt près de son extrémité, plusieurs
» aspérités, comme une lime ronde : et l'ayant passée dans la
» verge outre les carnosités, le patient ou le chirurgien la
» tirera, repoussera et retournera de costé et d'autre, tant
» de fois qu'il verra, à son advis, estre nécessaire pour com-
» minuer lesdites carnosités, laissant fluer après assez bonne
» quantité de sang, afin de décharger la partie. On pourra
» aussi user de quelques sondes propres pour tel effet, dans
» lesquelles y aura un fil d'argent, et à l'extrémité d'iceluy
» une petite rondeur qui sera tranchante et cave vers le bout
» de la sonde, afin qu'elle se joigne contre, pour le mettre
» sans violence dedans la verge, à l'endroit des carnosités :
» et lors on poussera la dite verge de contre la sonde, tant
» et si peu que l'on voudra ; car l'ayant ainsi poussée, on la
» retire tant de fois qu'on veut. Ce faisant, on pince et
» comminue ladite carnosité, tant qu'il semble estre bon
» pour une fois. Je te puis asseurer que j'en ay fait de belles
» cures. » (*Œuvres complètes*, t. II, p. 569.)

Paré continue en décrivant une autre sonde droite, laté-
ralement garnie d'ouvertures tranchantes sur les bords, dans
lesquelles on introduit les carnosités, après quoi on tourne
la canule et on comprime des doigts l'endroit de la verge où

sont les excroissances. L'opération terminée, Paré indique des préparations plus ou moins excitantes ou cathérétiques qu'on doit mettre en contact avec la plaie, pour la cicatriser, ajoutant : « Qu'en l'application dudit onguent, il ne faut user
» de bougies ordinairement, comme aucuns, lesquels après
» avoir pissé, promptement en remettent d'autres, pensans
» bien faire; parce que le plus souvent il s'enensuit tumeur
» en la verge et inflammation, qui contraint le chirurgien de
» différer l'usage; et partant je me contente d'en user une fois
» en vingt-quatre heures, spécialement la nuit (t. II, p. 575). »

Ainsi, on trouve déjà dans Paré l'idée de plusieurs procédés qu'on nous donne aujourd'hui pour nouveaux, notamment celle des scarifications, et celle de passer simplement la bougie, en la retirant après qu'elle a franchi le rétrécissement, pour ne la réintroduire que le lendemain. La canule fenêtrée de Paré a servi de modèle aussi à quelques uns des instruments ruginants préconisés dans ces derniers temps.

Les opérations ayant pour but de diviser, de ponctionner les coarctations urétrales eurent assez de retentissement à la fin du seizième siècle, pour que la Faculté de Paris crût devoir intervenir, et ce fut là un des principaux motifs pour lesquels, dans une censure en date du 5 décembre 1603, elle déclara Turquet de Mayerne indigne d'exercer l'art de guérir, *propter temeritatem, impudentiam et ignorantiam*, ce qui ne l'empêcha pas de devenir un homme fort célèbre, auquel le roi d'Angleterre confia le soin de sa santé.

Nous ne connaissons pas bien tous les instruments dont on faisait alors usage, ni la manière dont on procédait à l'opération. Les faibles détails qu'on rencontre à droite et à gauche sont trop incomplets pour conduire à rien de précis. La seule chose qui en ressorte bien positivement, c'est que dès les temps les plus reculés cette opération était connue, et qu'à une époque moins éloignée de nous, elle était pratiquée avec confiance dans les cas graves, même sur les hommes éminents de la profession. Il suffira de rappeler qu'Astruc lui dut de prolonger sa vie de dix ans; à la vérité, ce médecin était atteint d'une tumeur au col vésical; mais

l'instrument et le procédé mis en usage par Lafaye ne diffé-
raient pas notablement de ceux auxquels on avait recours
dans les coarctations infranchissables. L'instrument consistait
en une sonde, à courbure ordinaire, ouverte à ses deux extrémités, et contenant un stylet d'argent terminé en point triangulaire qui pouvait dépasser de 8 millimètres l'extrémité de
la canule. Dès que cet instrument, dont le poinçon était
retiré dans la sonde, avait atteint l'obstacle, on enfonçait le
doigt dans le rectum, on poussait le stylet avec force, puis,
parvenu dans la vessie, on retirait le stylet et on laissait la
sonde en place pendant quelques jours.

Un homme de cinquante-cinq ans, ayant l'urètre oblitéré
depuis deux mois, rendait l'urine par dix fistules au périnée
et aux fesses. L'oblitération du canal existait près du
pubis. Le tissu cellulaire voisin formait au périnée un
cylindre dur et calleux d'environ un pouce d'étendue.
Toutes les tentatives du cathétérisme ayant été inutiles,
M. Viguerie se décida à ponctionner la partie oblitérée,
avec un trois-quarts de petit diamètre; il porta la canule jusqu'à l'obstacle; la verge et le périnée furent tendus, puis
il enfonça le trois-quarts avec la canule dans la direction de
l'axe du canal, assez profondément pour franchir l'obstacle;
il retira le trois-quarts, assujettit la canule, et une demi-heure
après l'urine commença à couler par cette voie. M. Viguerie
plaça une sonde, dont il continua l'usage pendant longtemps,
et obtint ainsi la guérison des fistules et du rétrécissement.

On lit dans le *Journal d'Édimbourg* pour l'année 1823 les
détails d'un cas où l'on fit utilement usage d'un procédé à
peu près semblable. C'est sur le modèle de l'instrument
qu'employa Lafaye qu'ont été construits divers appareils dont
Physieck, Doerner, Stafford ont été les principaux promo-
teurs, et qu'on a reproduits plus tard avec quelques changements, sur la portée desquels on s'est souvent fait illusion.
En effet, que la courbure soit un peu plus ou un peu moins
grande, que la partie tranchante ou piquante fasse au bout
de la canule une saillie plus ou moins prononcée, et qu'on
la fasse sortir de la gaine par la simple pression de la main,

au moyen d'un ressort en spirale ou de toute autre manière,
il n'y aura pas une grande différence dans l'action principale de l'instrument. Toujours on plonge l'appareil dans
l'urètre jusqu'à l'obstacle, après quoi on ponctionne celui-ci.
Que la lame ressemble à une lancette ou qu'elle ait toute
autre forme, qu'elle soit mince et à deux tranchants, ou
épaisse et triangulaire, en façon de trois-quarts, la différence,
quant au procédé, se réduit à peu de chose. D'un autre côté,
qu'on se serve, à titre de gaîne ou de fourreau, soit d'une
canule, soit d'un cathéter ouvert à ses deux extrémités, etc.,
la différence qui ressort de là est également plus apparente
que réelle.

J'ai donné, fig. 13 et 14, le dessin d'instruments employés
depuis longtemps en Amérique.

En 1819, M. Arnott, sans trop se préoccuper de ce qui
avait été fait, proposa divers procédés : 1° la ponction qu'on
exécute au moyen d'un stylet porté sur le point rétréci à
l'aide d'une canule ; 2° la division de dedans en dehors et
d'arrière en avant au moyen d'un instrument à deux lames,
qu'on fait écarter après avoir franchi le rétrécissement, de
manière à représenter la lettre T ; 3° la résection du point
rétréci avec le secours d'un instrument à tranchant circulaire
analogue au trépan.

Depuis 1823, je me sers, pour débrider le méat urinaire
et diviser les rétrécissements situés près de la fosse naviculaire, d'un bistouri à gaîne, appelé *urétrotome*, dont j'ai
donné le dessin en 1826 dans mon ouvrage sur la lithotritie.
Dans mes publications subséquentes, j'ai eu maintes fois occasion de faire ressortir les services que ce petit instrument
rendait chaque jour dans la pratique, et j'ai eu soin d'indiquer les changements de construction que chaque série de
cas qui en réclamait l'emploi pouvait exiger.

A peu près dans le même temps, MM. Ashmead, Despiney,
Dieffenbach, Horner, etc., eurent recours à l'incision pour détruire quelques rétrécissements urétraux, ceux surtout qui
sont situés près de la fosse naviculaire. Le travail de M. Despiney, soumis à l'Académie de médecine, obtint un rapport

favorable, quoique l'instrument, sorte de bistouri droit boutonné et très étroit, ne soit rien moins qu'avantageux.

En 1825, M. Amussat présenta à la même Académie un instrument qui fut appelé d'abord *urétrotome* (1). Plus tard, peut-être pour le distinguer du mien, on le désigna sous le nom de *scarificateur*, et l'auteur appela *coupe-bride* une modification qu'il imagina ensuite, et qui constitue un second scarificateur. Il en présenta même un troisième, auquel il attribuait une grande supériorité sur les deux premiers. Le résultat n'a point répondu à l'attente : il ne paraît pas que la chirurgie doive retirer de grands avantages de cette production, et M. Velpeau a eu raison de dire qu'on cherchait en vain ce qui pourrait justifier l'urétrotomie à l'aide des instruments proposés par M. Amussat.

En 1831 et 1832, on présenta à la Société de médecine pratique, sous le nom de *sarcotomes de l'urètre*, des instruments qui ont donné lieu à des interprétations peu exactes (2).

(1) Dans une note que j'adressai peu de jours après à l'Académie, je fis remarquer que l'idée et l'instrument de M. Amussat n'étaient pas nouveaux, et j'indiquai, entre autres faits, un cas tiré de la pratique de M. Dzondi, dont la relation venait d'être empruntée à l'Allemagne par un journal anglais.

(2) Je reproduirai textuellement la description qu'en donne le procès-verbal de la séance dans laquelle ces instruments furent offerts à la Société de médecine pratique (*Gazette des hôpitaux*, tome V, page 451). Dans cet extrait certifié conforme par le secrétaire de la Société, on lit : « Cet instrument, que l'auteur nomme *sarcotome de l'urètre*, et dont il » a donné la description l'année dernière, consiste *en deux canules en* » *fer*, qui sont reçues l'une dans l'autre. La première, de neuf pouces » de long, un peu arrondie à son extrémité vésicale, présente une *fenêtre* » *d'un pouce de longueur*, et qui occupe la moitié de sa circonférence. La » deuxième, de douze pouces de longueur, offre à l'une de ses extrémités » *une fenêtre pareille à celle de la canule externe et y correspond. Lors-* » *qu'elles sont l'une dans l'autre, elles se meuvent comme ces espèces de* » *guérites dans lesquelles on enferme de petites vierges d'ivoire*. L'autre ex- » trémité de la canule extérieure se termine par une sorte de baïonnette » dont les côtés, ainsi que les bords des fenêtres, sont tranchants comme » les *lames d'une paire de ciseaux et agissent de même*.

» D'autres *sarcotomes de l'urètre* consistent en des algalies, droites et » courbes, ayant à *leur extrémité vésicale des yeux d'une forme particulière*

En 1832 , parut à Londres l'ouvrage de M. Phillips , dans lequel on trouve, 1° l'indication de quelques instruments et procédés anciens; 2° la description et le dessin d'instruments que l'auteur a imaginés ou modifiés; j'ai reproduit le dessin de l'un de ces instruments, V. fig. 12, destiné à diviser ou à exciser les rétrécissements urétraux, ajoutant qu'il en avait déjà fait l'application à l'homme avec succès. L'instrument auquel il accorde la préférence avait déjà été décrit en 1819, par M. Arnott.

En 1833 , M. Reybard présenta un instrument qu'il nomma *coupe-bride*, ou *urétrotome*, pour diviser, *d'avant en arrière*, les points rétrécis du canal; c'est une gaîne aplatie et élargie à l'une de ses extrémités. De cette espèce de fourreau sort une lame tantôt à un seul tranchant, que l'auteur compare à un tranchet, tantôt à deux tranchants, et qui alors ressemble au bout d'un fer de lance. Dans l'un et l'autre cas, la lame se termine par une pointe à laquelle est fixée une tige en gomme élastique, nommée le *stylet*, et qui fait différer l'instrument de M. Reybard de celui de M. Phillips.

» *et d'un pouce de longueur.* On les introduit aussi à l'aide de conducteurs ; » des mandrins droits en acier ou flexibles en baleine servent à couper » les excroissances qui peuvent s'y engager, ou à les saisir de manière à » pouvoir les extraire. »

Cette citation textuelle servira, je pense, à faire voir ce que les sarcotomes en question ont de commun avec les instruments déjà connus, et surtout avec les urétrotomes proposés par d'autres chirurgiens. Il pourra paraître difficile d'établir, ainsi qu'on a voulu le faire, d'après la description précédente, que les *sarcotomes* ont de l'analogie avec les instruments de Doerner, de Physick, d'Ashmead. Quoi qu'il en soit, c'est à l'aide de ces instruments plus ou moins modifiés qu'on a dit depuis avoir pratiqué de nombreuses opérations appelées *mouchetures urétrales, saignées locales, scarification, comminution, incision, excision, résection des rétrécissements urétraux.* Pour désigner les changements faits aux instruments, on les a nommés *sarcotomes, stricturotome à lames concentriques et à lames excentriques.*

Il n'a pas été fourni d'indications et encore moins de preuves suffisantes pour être fixé à l'égard de ces appareils et de ces procédés, et pour faire connaître ce qu'il y a réellement de nouveau dans ces dénominations; je ne parle pas de celle de *sarcotome* qu'on trouve dans Lecat.

Cette lame elle-même est supportée par un stylet cylindrique, sur lequel glisse un curseur qui sert de régulateur, et qui est terminé par un anneau.

Au moyen du fourreau, qui préserve les parties de l'urètre antérieures au rétrécissement, à l'aide de la tige flexible placée à l'extrémité de la lame, et qui, en sortant de la gaîne, s'engage dans le point rétréci; enfin, avec le secours du curseur, qui fixe au point voulu la sortie de la lame hors de la gaîne, l'auteur pense pouvoir diviser la coarctation avec une précision mathématique, et il cite, à l'appui de son opinion, des faits pratiques, dont l'un remonte à 1826.

Toutefois, M. Reybard paraît avoir reconnu bientôt que son instrument ne satisfaisait pas aux besoins de la pratique. Peu de temps après, nous dit-il en 1839, dans la *Gazette médicale*, il employa, pour diviser les rétrécissements d'arrière en avant, un autre instrument dont je reproduis la description d'après lui : « Mon nouvel urétrotome, dit-il, se
» compose, comme le précédent, de deux pièces distinctes,
» d'une très petite canule d'argent, et d'une lame portée
» par un mandrin d'acier. La canule d'argent, semblable à
» une très petite sonde, renferme la lame avec son mandrin
» ou son manche. Cet instrument peut avoir une forme
» droite ou une forme courbe pour atteindre les rétrécisse-
» ments situés dans la portion recourbée du canal. L'extré-
» mité antérieure de la canule d'argent est surmontée par
» un précurseur en baleine flexible, et demême forme que
» celui que j'avais adapté à mon ancien urétrotome. Ses
» côtés sont fendus dans l'étendue d'un pouce environ, pour
» laisser saillir la lame ou les lames, suivant que l'urétro-
» tome est double ou simple. Cette même partie est formée
» de deux pièces qui se divisent pour y placer les lames et
» en rendre le nettoyage facile; elles sont terminées par une
» vis, sur laquelle on monte un petit capuchon formant
» écrou, destiné à les réunir. Le mandrin d'acier a deux ex-
» trémités; l'antérieure, de forme carrée, qui dépasse la
» canule de dix-huit à vingt lignes, se trouve embrassée dans
» toute cette étendue, quand l'instrument est fermé par

» un manche cannelé qui y est fixé au moyen d'une vis , la-
» quelle doit toujours être placée de manière à correspondre
» au côté de l'urétrotome par lequel s'échappent les lames.
» Sur cette partie du mandrin se voient deux points ou signes,
» à l'un desquels on arrête le manche curseur quand on veut
» ouvrir l'instrument. A l'extrémité antérieure de ce mandrin
» sont fixées une à deux lames minces et longues de six à
» sept lignes. Elles sont renfermées dans la canule , et dispo-
» sées dans l'intérieur du cône, l'une à côté de l'autre, de
» manière qu'en poussant d'avant en arrière le mandrin, on
» leur fasse faire une saillie proportionnée à la course, dont
» l'étendue est indiquée par la distance intermédiaire de la
» canule extérieure et le petit manche curseur de la partie
» antérieure de la tige. On peut donc, suivant qu'on arrête
» le manche curseur sur le premier ou sur le second point
» tracé sur le mandrin , faire saillir plus ou moins la lame,
» et donner à l'instrument un degré d'ouverture proportion-
» née à l'étendue de l'incision qu'on veut obtenir. Telle est
» la forme de mon urétrotome, qu'on ne l'ouvre qu'après
» lui avoir fait traverser le rétrécissement, et qu'on divise
» les parois de celui-ci, d'arrière en avant, en le retirant
» simplement. »

M. Reybard ne s'attribue pas l'idée de cet instrument, qui
remonte, comme on l'a vu, à une époque plus reculée. Mais
il y a fait plusieurs changements, à ce qu'il nous apprend
en 1845, dans la *Gazette médicale ;* 1° on peut l'ouvrir et le
fermer à volonté dans le canal sans être obligé de le retirer;
2° on fait sortir les lames en retirant le mandrin; 3° un régulateur, fixé en avant de l'extrémité de la canule, permet
d'en régler le degré d'ouverture. En rapportant à d'autres
l'idée première de cet instrument, l'auteur se défend contre
les prétentions que des chirurgiens, M. Pétrequin, par
exemple, ont élevées à ce sujet, et qui reposent uniquement
sur quelques changements de forme, sur quelques disposi-
tions spéciales.

M. le docteur Martial Dupierris , dans la nouvelle édition
d'un *Mémoire sur les rétrécissements organiques de l'urètre,*

qui parut en 1840, vient de donner les détails de plusieurs faits d'urétrotomie, au moyen de deux instruments qu'il désigne sous le nom de *sécateurs*, dont il donne la figure. L'un est la reproduction de l'instrument de Stafford, avec cette différence importante (V.fig. 15 et 16), qu'au lieu d'une lame qui, dans l'instrument anglais, sert à ponctionner la coarctation d'avant en arrière, celui de M. Dupierris en a deux qu'on fait écarter, à l'aide d'un mécanisme fort simple, d'une quantité proportionnée aux besoins de chaque cas. Après avoir ponctionné le rétrécissement à l'aide de cet appareil, il agrandit l'incision en deux sens opposés, de manière à atteindre, d'un seul coup, toute la partie indurée des parois du canal.

Cette récapitulation, sans être complète, suffira, j'espère, pour faire connaître ce qu'il y a de nouveau dans une vingtaine d'instruments qu'on nous a présentés dans ces derniers temps, à titre, soit d'invention, soit de perfectionnement. Dans les temps où nous vivons, faire autrement que les autres ne font est un besoin irrésistible pour quelques personnes. A peine l'attention est-elle éveillée sur un point, qu'elles s'y précipitent, et, sans même prendre la peine de rechercher ce qu'ont fait nos devanciers, elles proposent *leur moyen*. De là les *nouveaux urétrotomes*, qui ont entre eux, et avec ceux qu'on connaissait auparavant, une si grande analogie, qu'il serait au moins inutile de faire une description même abrégée de chacun de ces appareils. Je me bornerai à présenter quelques réflexions sur le mécanisme et le mode d'action de plusieurs d'entre eux.

Les uns agissent d'avant en arrière et sont destinés à se frayer une route dans la coarctation elle-même. Dans presque tous, la partie piquante ou tranchante est supportée par une tige rigide ou flexible, ordinairement métallique, de forme et de longueur variables. Dans tous, on porte le tranchant dans l'urètre au moyen d'une canule ou gaîne, arrondie dans le plus grand nombre, et aplatie dans quelques uns.

Dans plusieurs de ces appareils, la partie tranchante ou

piquante est surmontée par un stylet conducteur, cylindrique ou à tête, solide ou flexible, à l'aide duquel on a cru pouvoir écarter ce que la ponction présente d'aventureux (1). Les autres, agissant d'arrière en avant, sont les plus nombreux : ils varient pour la forme, ronde dans les uns, aplatie dans les autres ; pour la direction, tantôt droite, tantôt courbe ; pour la manière dont on fait sortir la lame ou les lames du fourreau ; pour la quantité dont ces lames sortent ; enfin, pour le mécanisme qui sert à les faire fonctionner.

Plusieurs de ces instruments se terminent par un renflement olivaire ou ovoïde ; d'autres sont cylindriques : ceux qui sont courbes ressemblent plus ou moins à la sonde ordinaire ; c'est à un point plus ou moins éloigné de leur extrémité qu'on place la lame ou les lames, qui sortent tantôt de la concavité, tantôt de la convexité de la gaîne, et l'instrument ainsi confectionné est destiné à agir sur la partie profonde de l'urètre. Mais il ne faut point perdre de vue qu'il est rare de trouver dans cette région du canal des coarctations qui exigent l'emploi de l'instrument tranchant.

Ainsi les urétrotomes courbes, qu'ils soient entièrement métalliques ou qu'on ajoute un bout flexible à leur extrémité, comme on le voit dans quelques uns d'entre eux, ces instruments, quels qu'en soient d'ailleurs le mécanisme, la dispo-

(1) M. Bonnet, de Lyon, a pensé qu'il atteindrait plus facilement le but à l'aide d'un *scarificateur perforé* dont il a récemment publié la description et la figure (*Gazette des hôpitaux*, 8 septembre 1848). J'ai indiqué en 1823 (*Rétent. d'ur.*, p. 40), et reproduit en 1837 (*Traité pratique*, t. I, p. 216, un procédé qu'on a présenté depuis comme une innovation, et qui consiste à placer dans l'urètre, siége de rétrécissements ou de fistules, un fil conducteur sur lequel on fait glisser les sondes qu'on veut introduire et qui doivent être percées par les deux bouts. Dans le procédé de M. Bonnet, le stylet conducteur ne fait pas corps avec la lame de l'urétrotome ; il en est indépendant. C'est un mandrin ou fil conducteur, de 60 centimètres de long et d'un millimètre et demi de diamètre. On l'introduit préalablement dans le canal au moyen d'une canule en gomme élastique qu'on retire ensuite ; et c'est sur le conducteur qu'il fait glisser son *scarificateur perforé*. Il est présumable que ce procédé n'aura pas tout le succès qu'on en attend.

sition des lames, leur nombre, la quantité dont elles sortent, ne sont point, dans le moment présent, des moyens auxquels il faille nécessairement recourir. Ajoutons qu'aux rétrécissements de la courbure de l'urètre, on applique très bien les urétrotomes droits, avec lesquels même on opère avec plus de précision.

Les urétrotomes cylindriques et droits diffèrent d'abord par le mécanisme destiné à faire sortir la lame ou les lames de la gaîne. Celles-ci, dans la plupart, sont attachées à un stylet central, et sortent par des ouvertures latérales et d'une longueur proportionnée à la leur propre.

Dans quelques cas on a adopté avec bonheur un système de glissement qui me paraît susceptible de recevoir encore des modifications utiles, propres surtout à augmenter la saillie de la lame, qui n'est pas suffisante dans les instruments ordinaires. Le mécanisme est fort simple. Sur l'un des côtés de la gaîne est creusée une rainure dans laquelle se trouve logée la tige porte-lame, et dont la profondeur diminue vers l'extrémité de l'instrument. La lame glisse dans cette rainure, et à mesure qu'on la fait avancer, en poussant la tige, on en fait saillir l'extrémité, hors du fourreau, dans l'instrument cylindrique, et hors de l'olive, dans ceux qui sont à bouton (voyez fig. 3).

Quelques urétrotomes cylindriques à une ou plusieurs lames, attachées par des charnières, ont une action fort étendue et divisent le point rétréci à une grande profondeur; mais ils manquent de solidité et la manœuvre est fort avantageuse.

Pour pratiquer la cautérisation, on avait imaginé de placer le point sur lequel on voulait agir entre l'extrémité de la canule qui reste au devant du rétrécissement, et le bouton olivaire du porte-caustique qui passe derrière. On espérait circonscrire ainsi l'action du caustique avec la plus grande précision. La même marche a été suivie pour l'urétrotomie. A l'exemple de MM. Arnott et Phillips, plusieurs de nos compatriotes ont proposé des instruments qui se terminent par une extrémité semi-olivaire supportée par une tige centrale;

la canule ou gaîne se termine aussi par une moitié de renflement sphéroïdal. Le côté par lequel ces deux moitiés se correspondent est plat, ce qui leur pemet de s'appliquer l'une contre l'autre, quand on tire sur la tige centrale, et elles ne forment alors qu'une seule olive. Arrivé à la partie rétrécie de l'urètre avec cet instrument, le chirurgien en pousse la tige centrale, et par suite une moitié de l'olive terminale traverse le point rétréci, tandis que l'autre moitié, celle qui tient à la canule, reste en arrière (voyez la planche fig. 12); La coarctation se trouve ainsi comprise entre les deux moitiés du renflement, et c'est alors seulement qu'on fait sortir de la boule terminale (la moitié supportée par la tige) les lames qui doivent accomplir la section. Ce procédé, présenté avec art, semble ne laisser rien à désirer, et la théorie en est séduisante; mais le résultat pratique est nul ou à peu près, ce qu'il sera facile de démontrer; et les remarques que j'ai à présenter s'appliquent aussi aux instruments dont l'olive est d'une seule pièce. L'olive est égale en grosseur à la bougie qu'on emploie pour préparer le malade et ne dépasse pas la lumière du point rétréci. La lame ou les lames ne s'écartent pas ou s'écartent peu de la tige centrale dans l'opération; par conséquent, une coarctation qui aura laissé passer l'olive peut d'autant moins être atteinte par ces lames qu'entre elles existent des vides dans lesquels rien ne tend, rien n'écarte les parois du canal. Le rétrécissement ne saurait donc être divisé par elles, dans une étendue suffisante, et, si parfois on a vu du sang couler en assez grande abondance, c'était là surtout un effet du frottement.

Ici encore on a bien prétendu qu'après avoir été traversées par l'olive, la coarctation revenant sur elle-même, par l'effet de la rétractilité des tissus malades, les lames doivent agir à une certaine profondeur. Mais l'auteur de cette explication paraît ne pas avoir été lui-même satisfait du résultat; car, en dernier lieu, il a modifié son instrument de telle sorte qu'un ressort fasse écarter les lames de la tige, après qu'elles sont sorties de l'olive terminale. Ce n'est pas que la rétraction dont on parle n'ait lieu réellement. Des observations très nombreuses prouvent qu'elle s'accomplit ; mais il n'a point encore été démontré que , eu égard à la division des tissus , les conséquences en fussent telles qu'on le prétend. Mes remarques sur le peu d'action des lames sont confirmées par l'un des partisans de ces appareils. Voici ce qu'il dit : « L'action est bornée , car la division qu'ils pro-» duisent n'a de profondeur qu'en raison de la saillie de la » lame et du volume de la boule ou du renflement qui la » renferme. Il faut donc avoir des boules de plus en plus » grosses , jusqu'à ce qu'elles égalent le diamètre de l'urètre. » Or, cette multiplicité d'instruments est un inconvénient. » En outre , il ne faut pas croire que l'on puisse , dans une » même séance , augmenter toujours le volume des boules. » On y parvient quand l'obstacle est un simple repli ; mais il » n'en est plus de même pour peu que sa base ait d'épais-» seur. » Ce qui revient à dire que l'instrument n'agit en réalité que dans les cas où l'urétrotomie n'est point indiquée.

J'ajouterai que dans ces instruments la boule terminale étant sphérique , elle doit avoir un certain volume pour cacher les lames , ce qui ne peut manquer d'en rendre l'introduction difficile et douloureuse. Aussi nous dit-on qu'elle arrache des cris aux malades. Mais ce n'est pas tout : je suppose que l'olive qui a traversé le point rétréci soit, conformément au précepte qu'on donne , aussi grosse que le permet le diamètre de ce point ; je suppose aussi qu'on ait réellement affaire à une coarctation dure , épaisse , rétractile ; en un mot, de la nature de celles qui réclament l'urétrotomie ; après avoir passé derrière un instrument à olive ou à demi-olive, coupée à pic du côté de la tige, on éprouve, pour le retirer, une résistance qui dépasse tout ce qu'on aurait pu imaginer ; on a beau faire agir les lames , l'olive ne franchit plus la coarctation , nouvelle preuve qu'elle n'a point été divisée par les lames. Il est donc très probable que la plupart de ces appareils , en apparence si bien calculés , n'ont pas même été essayés sur le vivant ; du moins c'est ce que me portent à penser quelques expériences dans lesquelles j'ai suivi la marche qu'on avait tracée, sans parvenir à diviser la coarctation.

Ainsi, pour les urétrotomes à boule olivaire, dont les lames ne s'écartent pas ou s'écartent peu de la tige pendant l'opération, on me paraît s'être mépris sur l'étendue et la profondeur des incisions qu'on espérait pratiquer, et c'est peut-être à cela qu'il faut attribuer l'innocuité de la plupart des opérations qu'on a tentées.

On a proposé un instrument construit d'après les mêmes principes, mais qui représente un cylindre parfait quand il est fermé. Il se compose de deux tubes qui, glissant l'un sur l'autre, laissent, en s'écartant, une dépression dans laquelle s'engagerait la bride qu'il s'agit de couper, ce dont on s'apercevrait par la résistance que la main éprouve en faisant aller et venir l'instrument. Les deux tubes rapprochés circonscriraient le rétrécissement, de sorte qu'en faisant mouvoir les lames, leur action ne s'exercerait que sur les tissus exubérants, sans pouvoir atteindre les autres parties de l'urètre. Cet instrument est inutile et dangereux.

Un autre mécanisme ingénieux, mais présenté à tort comme nouveau, est le suivant: à un tube aplati, droit ou courbe, on a pratiqué une coche plus ou moins longue, et à une distance de l'extrémité qui peut varier au besoin. Dans cette entaille, dit la théorie, s'engage le relief formé par le rétrécissement, et une lame qui glisse dans la gaîne entame, en passant et repassant, les tissus saillants encadrés par la coche. Pour faciliter l'introduction de cet instrument et empêcher la coche d'accrocher la membrane muqueuse, dans la partie saine du canal, on remplit l'entaille avec un conducteur, qui s'enlève lorsqu'on veut introduire la lame. Les instruments ainsi confectionnés ont reçu les noms d'*urétrotomes à coche*, de *sarcentomes* ou d'*entomes*. Ils sont la reproduction de celui que Desault appelait *kiotome*, et qui lui servait à couper les brides du rectum et de la vessie, ainsi que des amygdales.

Dans d'autres instruments, de forme cylindrique, il n'y a

d'arrêt qu'en avant du point rétréci, et cet arrêt est formé par la gaîne, ainsi qu'il avait été fait pour le porte-caustique.

Est-il nécessaire de s'arrêter aux instruments à l'aide desquels on se propose d'exécuter la rugination, l'excoriation du point rétréci ? Je ne le pense pas, car cette opération avait déjà été tentée autrefois, et l'on y avait renoncé depuis longtemps. Il n'y a pas lieu de s'occuper de cette prétendue innovation qui n'est qu'une imitation de ce qu'ont fait les Anglais, ou mieux encore un renouvellement du conseil donné par Paré, que nos voisins d'outre-mer ne citent point assez.

Mais quel que soit l'appareil, le système ; qu'il s'agisse *d'inciser, d'exciser, de ruginer, de déchirer ou de déplisser*, comme on le dit, il me semble que la question a été envisagée sous le point de vue instrumental, ou, si l'on aime mieux, théorique, plutôt que sous le rapport pratique, et les chirurgiens qui savent combien de difficultés présente une manœuvre quelconque, dans un urètre devenu le siége de lésions assez graves pour exiger de telles opérations, seront peu satisfaits de combinaisons, ingénieuses sans doute, mais d'une application difficile et hasardeuse.

Ainsi les moyens qu'on nous présente aujourd'hui comme des inventions modernes, ne sont, pour la plupart, que la reproduction de ce qu'avaient fait nos prédécesseurs, avec quelques changements de forme, avec quelques additions dont on exagère la portée, et qui peuvent induire en erreur, en donnant à ces instruments une apparence de nouveauté. Faut-il ajouter que ce nombreux arsenal est loin de constituer un véritable progrès ?

Les instruments dont je me sers ne sont pas absolument nouveaux. On en trouve les éléments dans ceux dont la science était déjà en possession ; mais je les ai combinés d'une autre manière. Je n'ai que de courtes remarques à présenter sur le mécanisme de ces instruments, qui sont fort simples et d'une grande précision. Ceux qui agissent d'arrière en avant n'ont qu'une lame, solidement fixée, et qui s'écarte

de l'olive terminale d'une quantité rigoureusement déter-
minable.

§ II. *Appareil instrumental.*

L'olive est aplatie, et du côté qui correspond au dos de
la lame, le renflement dépasse à peine la circonférence de
la tige; du côté opposé, la saillie est plus forte. Cet instrument, employé comme moyen explorateur, fournit des notions
précises quant à la situation et à la longueur de l'obstacle.
Au fond de la rainure, dans l'olive, se trouve un arrêt
contre lequel butte une petite languette articulée, fixée à
l'extrémité de la lame par une charnière. En arcboutant
contre cet arrêt, la languette fait écarter la lame, à mesure qu'elle-même devient transversale, de légèrement
oblique qu'elle était dans l'état de repos de l'instrument. La
partie tranchante est allongée, quoique disposée de manière
à pouvoir être exactement renfermée dans la gaîne et l'olive
qui la termine. Au début de mes essais, cette lame était
moins longue et commençait brusquement du côté de la
tige; elle avait la forme qu'on remarque dans la fig. 3, et
qui se rapproche plus ou moins de ce qu'on voit dans quelques autres appareils. Mais ces sortes de lames coupent mal
et l'on ne parvient à diviser les rétrécissements durs et résis-
tants qu'en exerçant des tractions considérables et douloureuses, inconvénient que j'ai évité en prolongeant le tranchant en arrière.

La tige extérieure ou gaîne porte les divisions du mètre
dans une partie de sa longueur, et présente une mortaise
ou gouttière longitudinale profonde dans laquelle glisse la
tige porte-lame. Il y a aussi un curseur qu'on fixe au point
voulu. Cette canule se termine du côté opposé à l'olive, par
un renflement dans lequel est contenu l'appareil qui sert à
régler la saillie de la lame. Le degré d'écartement de celle-
ci, dans chaque cas spécial, est fixé par un mécanisme de
crémaillère.

Dans les instruments les plus forts, le porte-lame se termine par un manche, qu'on tient à pleine main pendant l'opération, et qui donne la facilité de maintenir l'appareil avec la solidité nécessaire pour opérer la section des tissus d'une manière aussi précise que sûre. Dans les petits instruments, au lieu de manche, il y a une roudelle servant de poignée. La lame, dans ceux-ci, s'écarte par un système de glissement, en poussant la rondelle, soit avec la main, soit à l'aide d'une vis de rappel, et une clavette qui sert à la fixer. On y remarque aussi deux vis de pression, destinées à limiter au degré voulu l'écartement de la lame ; dans les petits urétrotomes on place aussi un coulisseau, qu'on fait avancer ou reculer, afin de varier suivant le besoin la sortie de la lame.

Je me borne à indiquer les principaux mécanismes, auxquels j'ai eu successivement recours ; pour la généralité des cas, celui qu'on remarque à l'instrument n° 1, me paraît devoir être préféré.

Quant à l'urétrotome qui coupe d'avant en arrière, représenté fig. 5 et 6, il est des plus simples. C'est une lame surmontée par un prolongement arrondi, en forme de stylet boutonné ou cylindrique, qui fait corps avec elle. La gaîne aplatie est taillée en biseau, et se termine en pointe mousse. À l'extrémité opposée, elle porte une virole, et une vis de pression destinée à rendre la lame immobile dans la gaîne, pendant qu'on introduit l'instrument. La tige aplatie qui porte la lame se termine par un bouton en forme de rondelle. À cette tige est adapté un curseur avec une vis de pression.

La forme aplatie n'est point nouvelle. Plusieurs lithoclastes sont très plats à l'extrémité vésicale, et l'on n'a pas remarqué que cette forme nuisît à l'introduction : l'urètre, étant à parois molles, flexibles, se prête au passage des instruments plats sans être violenté. On se rappelle les sondes ayant cette disposition qui ont été proposées par Levret et autres, et dont Chopart fait la critique. L'aplatissement des urétrotomes modernes permet de remplir une indication importante qu'on n'avait point à juger eu égard aux sondes.

M. Reybard, un des premiers, a bien apprécié les avantages
de cette forme dans le cas dont il s'agit : d'autres praticiens
l'ont également adoptée.

Quelques personnes ont pensé, qu'à l'aide des instruments
dont je viens de présenter une description sommaire, je ne
faisais que des incisions superficielles, se fondant spécialement sur ce que je n'avais recours à l'urétrotomie qu'après
avoir dilaté le point rétréci pendant quelque temps, de sorte
que, suivant elles, il restait peu de choses à faire pour l'instrument tranchant : c'est une erreur dont il me sera facile de
faire la démonstration. Mes instruments, et surtout la boule
terminale, ne présentent pas le même volume. On verra plus
loin que, pour procéder comme il convient de le faire,
cette boule doit remplir exactement la lumière du point
rétréci qu'il s'agit de diviser, de telle sorte qu'en l'introduisant et en la retirant on éprouve de la résistance. En faisant
sortir la lame que renferme l'olive, d'une étendue qui varie
d'une à quatre lignes, les tissus malades sont divisés dans la
même étendue à chaque séance.

§ III. *Procédé opératoire.*

DIVISION DES RÉTRÉCISSEMENTS D'AVANT EN ARRIÈRE.

Il y a plusieurs manières de faire cette opération. Le plus
communément on agit sans guide, sans conducteur, et l'on
se borne à pousser, dans la direction présumée du canal,
un stylet pointu, un instrument tranchant terminé en
fer de lance ou un trois-quarts. On conçoit combien ce procédé est aventureux et combien il doit répugner d'y avoir
recours, bien que des hommes sérieux, M. Arnott par
exemple, l'aient recommandé, et que des chirurgiens français s'en soient déclarés les partisans. Ce qui paraît avoir le
plus préoccupé, c'est la manière d'arrêter le sang. Mais
l'hémorrhagie n'est pas l'accident le plus à craindre; c'est
peut-être même celui dont on doit le moins s'inquiéter, car
en général les fausses routes ne sont pas accompagnées d'é-

coulement de sang. Il y en a d'autres, sur lesquels je n'ai pas besoin d'insister, qui suffisent pour détourner d'avoir recours à une pratique dénuée de toute base rationnelle.

Pour faciliter la manœuvre et éviter les écueils, les modernes ont ajouté à l'instrument une tige conductrice dont ils se sont exagéré l'importance. Il n'est pas rare, en effet, d'observer, spécialement sous l'arcade pubienne, des rétrécissements dont la lumière est si petite que les stylets les plus déliés ne s'engagent pas. D'un autre côté, au lieu d'écarter les obstacles et de mettre à l'abri du danger, ces stylets conducteurs, flexibles ou rigides, peuvent devenir eux-mêmes une source de difficultés et de méprises, ce dont j'ai été témoin; il ne faut donc pas perdre de vue que, si parfois on a réussi par ce moyen, conseillé avec trop de confiance, un hasard heureux a eu une forte part dans le succès.

Quoi qu'il en soit, il est des rétrécissements de la partie pénienne de l'urètre qu'on peut tenter d'inciser d'avant en arrière : j'ai pratiqué plusieurs fois cette opération à l'aide de l'instrument dont j'ai donné la description et la figure (voyez fig. 5 et 6).

Il y a ici une distinction à établir :

1° L'urètre est tellement rétréci qu'on ne peut y faire pénétrer la plus fine bougie ; cependant le malade urine encore, mais par goutte, et d'une manière presque continue. Après quelques tentatives avec la bougie on a recours aux stylets métalliques ; souvent on ne réussit pas, mais l'urètre perd bientôt sa sensibilité, et, sans produire de douleurs, on peut se livrer, à l'aide du stylet rigide, à des recherches impossibles au moyen de la bougie flexible. La position du rétrécissement fait qu'on peut s'assurer par le toucher si le stylet s'engage. Pour ne pas perdre de temps, et afin d'être à même de profiter de la première réussite, au lieu d'un stylet simple, je me sers, pour ces sortes d'explorations, de l'urétrotome lui-même, en faisant sortir de la gaîne, non la lame, mais seulement la tige olivaire ou cylindrique qui la surmonte et dont la longueur est de 3 à 9 lignes. Dès qu'elle est engagée dans la coarctation , je procède immédiatement à l'opération, en poussant le conducteur en même temps qu'on retire la gaîne, afin de mettre à nu une portion de lame qui agit sur le bord antérieur de la coarctation, et la divise, non profondément, comme on l'a dit, car dans les cas de rétrécissement long, il n'y a que les fibres antérieures qui soient atteintes, et l'opération ne peut se terminer qu'en plusieurs temps et à des intervalles plus ou moins éloignés, suivant les difficultés qui se présentent et les effets obtenus.

Dans les intervalles, on introduit journellement des bougies dans la partie déjà divisée ; cette dilatation d'avant en arrière empêche les lèvres de la petite plaie de se rapprocher, et, en procédant de la sorte, je suis parvenu à dilater assez la coarctation pour introduire un urétrotome à olive, afin d'agir d'arrière en avant ; toutefois cette manœuvre exige une grande prudence et beaucoup de précautions, sans compter qu'on peut être arrêté par des difficultés dont on ne se rend pas raison. Ainsi j'ai vu des cas dans lesquels il était impossible d'engager le stylet dans la coarctation, alors même qu'une petite bougie molle y pénétrait. C'est en vain qu'on tâtonne, qu'on varie la manœuvre ; constamment le conducteur butte et n'avance pas. On comprend le danger qu'il y aurait de recourir à la force, malgré l'urgence ; on est réduit à attendre, sinon à tenter d'autres moyens, dans le cas où l'état du malade exige un prompt secours.

Lorsque le rétrécissement a peu d'épaisseur d'avant en arrière, qu'il est bien circonscrit et sans phénomènes inflammatoires, il est préférable de le diviser d'un seul coup. Le malade est immédiatement soulagé et l'on peut, suivant l'indication, ou s'en tenir là, ou procéder sur-le-champ à l'urétrotomie d'arrière en avant.

2° L'urètre donne encore passage à l'urine et à une petite bougie : il n'y a pas urgence, on a le temps de prendre ses mesures ; mais le rétrécissement est serré, peu' dilatable, dur, étendu et si rétractile, que les moyens ordinaires de dilatation demeurent inutiles, ou agissent avec assez de lenteur pour faire perdre patience. La division d'avant en arrière peut être tentée alors avec d'autant plus de confiance que le rétrécissement est plus rapproché du méat urinaire, et que le stylet conducteur s'engage assez profondément pour qu'on n'ait point à craindre de quitter la bonne voie. Dans plusieurs cas où je n'obtenais rien des petites bougies, même rigides, avec lesquelles on peut employer une certaine force, j'ai eu recours à l'incision ; d'autres chirurgiens l'ont pratiquée de même avec succès. Ici, je le répète, comme dans la majorité des circonstances, il ne faut recourir à l'instrument tranchant qu'après avoir acquis la certitude que les autres moyens sont inutiles, et seulement afin d'écarter les premiers obstacles et de préparer le canal à recevoir d'autres instruments. L'urètre, d'ailleurs, habitué au contact des bougies, a perdu sa sensibilité, et l'on peut procéder à l'urétrotomie sans avoir à craindre les mouvements réactionnaires qui ont lieu quand on porte un instrument pour la première fois dans le canal. Le procédé est simple : on introduit l'instrument enfermé dans sa gaîne, jusqu'au point rétréci ; on allonge la verge ; on cherche à faire pénétrer le conducteur dans la coarctation, ce qui présente quelquefois des difficultés ; mais ordinairement on y parvient : dès qu'il s'est engagé, ce dont on s'assure sans peine, on fait sortir la lame de la gaîne : le stylet conducteur avance à mesure dans le point rétréci, et même au-delà, et on ne s'arrête que quand la lame a traversé la partie coarctée. Les notions qu'on avait précédemment acquises et les données fournies par le toucher mettent à même d'agir sans crainte. Ainsi on sait quelle est l'étendue d'avant en arrière du point rétréci ; on sait aussi qu'il est franchissable, et l'on proportionne la grosseur du stylet au diamètre de sa lumière ; on suit, par le toucher, la progression du stylet conducteur ; on a déterminé l'étendue de dedans en dehors qu'on veut donner à l'incision, et par conséquent la lame ne sortira de la gaîne que de la quantité qu'on a réglée d'avance au moyen du curseur et de la vis de pression.

3° Mais si, dans la partie mobile de la verge, le chirurgien réunit souvent des données suffisantes pour pouvoir procéder à l'opération avec des chances raisonnables de succès, il n'en est pas de même au-dessous de la symphyse pubienne, à la réunion des parties bulbeuse et membraneuse de l'urètre, siége ordinaire des rétrécissements. Je ne saurais trop le dire : sauf quelques rares exceptions, il serait d'autant plus imprudent de tenter l'opération en cet endroit, que si l'introduction d'une petite bougie présente déjà des difficultés, celle du stylet précurseur en offre davantage encore. Si l'on se sert d'un instrument sans conducteur, il ne faut point perdre de vue qu'il s'agit d'une espèce de cathétérisme forcé, au moyen d'instruments moins propres que la sonde conique ordinaire à suivre la direction normale du canal, et réunissant plus qu'elle les conditions favorables pour diviser, ponctionner les tissus qui se présentent, et par suite faire fausse route. Cependant on a eu recours à cette opération ; quelques chirurgiens la pratiquent encore, et l'on cite des succès dont on a fait grand bruit.

Je ne me suis jamais trouvé dans la douloureuse nécessité de recourir à la ponction d'un rétrécissement, à la courbure de l'urètre ; mais je l'ai vu pratiquer par un chirurgien aussi prudent qu'habile. L'instrument n'arriva pas dans la vessie ; il fut retiré après avoir pénétré à une certaine profondeur. Ici, comme dans certains cas de fausse route avec la sonde, il ne surgit pas d'accidents sérieux par le fait de l'opération. Je ne sais ce qu'est devenu le malade.

Dans un autre cas, qui sera relaté plus loin, on était parvenu jusqu'à la vessie avec une sonde pointue. L'opération eut immédiatement le succès désirable ; mais le résultat définitif ne fut point satisfaisant. Les fistules périnéales persistèrent, et le malade ne recouvra pas la faculté d'uriner sans sonde.

On parle d'autres cas dans lesquels l'opération aurait mieux réussi ; mais l'exposé de la plupart de ces faits laisse à désirer, soit qu'on n'ait pas donné les détails suffisants eu égard à la manœuvre, soit surtout qu'on ait négligé de tenir compte de ce qui est arrivé ultérieurement.

On ne saurait trop le répéter : les tiges conductrices ajoutées aux urétrotomes, et au moyen desquelles on espérait éviter les écueils, sont rarement utiles à la courbure de l'urètre ; et, en opérant sans guide, le chirurgien ne sait presque jamais où va son instrument. Les moyens directs d'exploration portés dans le point rétréci ne fournissent que des notions confuses, et les sensations du malade, au moment, soit de l'exploration, soit de l'opération, n'apprennent absolument rien.

Ici, comme dans l'urétrotomie de dehors en dedans, on avait pensé que la dilatation de l'urètre par l'urine, derrière la coarctation, offrirait quelque garantie ; mais ce n'est là qu'une supposition.

On ne peut pas conclure davantage de ce que, dans certains cas moins graves, les mêmes difficultés ne se sont pas présentées. Alors l'opération est inutile.

DIVISION DES RÉTRÉCISSEMENTS D'ARRIÈRE EN AVANT.

Je ne ferai que signaler ici en passant une opération à laquelle on a eu recours, dans quelques cas rares, et qui consiste à faire la ponction hypogastrique, après quoi on introduit par cette voie, dans le col de la vessie et l'urètre, jusqu'à l'obstacle, soit une sonde métallique, soit une sonde flexible munie d'un stylet courbé en arc de cercle, pour essayer de franchir ou de transpercer le rétrécissement d'arrière en avant. On lit dans Chopart (*Traité des maladies des voies urinaires*), et dans le tome XXXIX du *Journal général de médecine,* que Verguin et Fine employèrent utilement ce procédé pour rétablir, entre les parties antérieure et postérieure de l'urètre, la communication qui avait été interrompue par une plaie au périnée.

Dans ces derniers temps, on a proposé et même tenté le même moyen pour traverser les rétrécissements ; le résultat n'a pas été favorable.

Les vices de ce procédé sautent d'eux-mêmes aux yeux. Pour se décider à y recourir, il faudrait des circonstances tout à fait exceptionnelles, et en premier lieu qu'il existât d'avance, à l'hypogastre, une voie ouverte dans un autre but spécial.

Je passe donc de suite à l'urétrotomie proprement dite d'arrière en avant.

A. Rétrécissements au méat urinaire et à la fosse naviculaire.

Toutes les fois que l'orifice de l'urètre est trop étroit pour laisser passer librement, soit les instruments qu'on veut introduire dans les parties profondes du canal ou dans la vessie, soit les graviers ou fragments de calcul qui viennent de ce dernier viscère ; toutes les fois aussi qu'il s'agit de détruire un rétrécissement organique dont cette partie est devenue le siége, on doit recourir au débridement, à l'incision, comprenant tous les tissus qui constituent l'état maladif. La dilatation et la cautérisation seraient alors des méthodes douloureuses, qui pourraient même avoir d'autres inconvénients plus graves que celui de ne produire aucun effet utile. C'est un précepte que je crois avoir parfaitement établi depuis longtemps, et en faveur duquel les faits déposent aujourd'hui par centaines.

Pour pratiquer cette petite opération, je me sers, depuis 1823, d'un instrument spécial, dont j'ai déjà parlé, et au moyen duquel on donne à la division des tissus malades une étendue et une profondeur dont les limites peuvent être déterminées d'une manière rigoureuse. Avant de l'introduire, on fixe au point voulu le degré d'écartement de la lame ; on le plonge dans l'huile, et on l'engage dans le méat urinaire, la rainure tournée en bas ; dès qu'il est arrivé à l'extrémité de la fosse naviculaire, ou derrière la coarctation, ce qu'on sent à l'aide des doigts de la main gauche, on appuie le médius et l'indicateur de la main droite sur la bascule, puis on tire à soi, et le débridement est opéré, sans qu'on ait ni besoin de peser avec la lame sur les tissus, ni crainte de diviser trop ou trop peu.

A moins de circonstances particulières, que j'ai indiquées dans mon *Traité pratique*, telles que certaines irrégularités dans le développement de l'état morbide, quelques complications, et spécialement l'existence d'une bride divisant, à une profondeur variable, l'orifice externe de l'urètre en deux parties, l'une supérieure, la plus large en apparence, et qui se termine en cul-de-sac; l'autre inférieure, qui est presque toujours la terminaison de l'urètre, cas dans lesquels il peut être indiqué d'inciser en haut ou sur l'un ou l'autre côté, c'est sur la face inférieure, et parallèlement au frein, qu'on pratique le débridement du méat urinaire. S'il existe soit à la partie postérieure de la fosse naviculaire, ou même un peu plus loin, une bride ou tout autre rétrécissement organique, on procède de la même manière; seulement on a soin de pousser l'instrument jusqu'à l'endroit où l'on veut que la section commence. Quand il s'agit d'une simple bride mince, la division s'opère avec une grande facilité; j'ai même vu des cas où elle se déchirait par le seul fait de l'écartement de la lame, et avant qu'on tirât l'instrument à soi. Ce phénomène peut arriver, mais il ne faut pas le rechercher, comme on en a donné le précepte, car la section au moyen de l'instrument tranchant est toujours préférable à la déchirure. C'est à tort aussi que, pour ce genre d'opération, on a accordé la préférence à d'autres instruments; l'urétrotome a une action plus certaine, et mieux proportionnée à ce que chaque cas réclame.

Lorsqu'il est question d'un rétrécissement dur, épais, calleux, formant nodosité à l'extérieur, la section est moins facile à pratiquer : il faut appuyer davantage sur la bascule et tirer l'instrument avec une force proportionnée à la résistance qu'il rencontre.

Au reste, dans un cas comme dans l'autre, la division des tissus a lieu d'une manière instantanée, et elle est terminée avant que le malade ait eu le temps de se plaindre. Très souvent même, je fais l'opération sans prévenir le

sujet, qui n'en est averti, comme dans les coupures impré-
vues, que par une douleur insignifiante et l'écoulement du
sang.

L'orifice externe de l'urètre est quelquefois si étroit qu'un
urétrotome ordinaire ne peut s'y introduire. Alors, comme
aussi quand un calcul obstrue le canal, j'emploie tantôt des
urétrotomes fort minces, avec une moitié de gaîne seulement, pour faciliter l'introduction d'une lame étroite, tantôt
un simple bistouri à coulisse. La section se pratique alors
en deux temps ; le premier a pour but d'agrandir assez l'o-
rifice pour qu'il devienne possible de passer un urétrotome
ordinaire avec lequel on termine l'opération. On conçoit que
si la fosse naviculaire se trouvait remplie par un calcul, le
débridement du méat pourrait présenter des difficultés, pro-
venant surtout de l'impossibilité dans laquelle on est de faire
glisser l'instrument entre les parois du canal et le corps
étranger.

Les tissus étant divisés, il ne reste plus qu'à introduire,
tous les jours, une grosse sonde, qu'on retire immédiatement,
et qui empêche les lèvres de la plaie de se recoller. Le passage des premières sondes est ordinairement suivi d'un écoulement de sang, mais le malade ne souffre pas, si l'incision
a une étendue suffisante. Il faut qu'un instrument, de trois
lignes et demie à quatre lignes et demie, se meuve aisément
et sans être serré. Plus tard, les tissus divisés reviennent un
peu sur eux-mêmes, ce qui n'empêche cependant pas la
guérison d'être complète. L'important est qu'ils recouvrent
leur souplesse et leur élasticité, résultat qui se fait quelquefois attendre assez longtemps.

Au procédé que je viens de décrire quelques chirurgiens
cherchent à en substituer d'autres de leur choix ou de leur
invention. Les uns proposent des instruments nouveaux, ou
des modifications d'instruments déjà connus, qui ne permettent d'atteindre le but ni facilement ni sûrement. Les autres,
à l'exemple de M. Despiney se servent de ciseaux, ou portent à une certaine profondeur, dans le canal, un bistouri
boutonné à lame étroite et longue. Il en est qui veulent

qu'on emploie , comme autrefois , un bistouri conduit sur une sonde cannelée, ou dont on garnit la pointe d'une boule de cire. Ces divers procédés peuvent être employés sans doute, mais ils ont plusieurs inconvénients ; l'opération est longue, et exige des tâtonnements; le malade, qui voit qu'on va lui insinuer un instrument tranchant dans l'urètre, éprouve de l'anxiété , et souffre par avance , plus même que par le fait de l'opération , telle que je la pratique. D'ailleurs , en faisant l'incision, on n'est jamais certain de lui donner l'étendue convenable : le chirurgien le plus habile ne saurait préciser la limite qu'il faut atteindre , et qu'on ne doit pas dépasser. J'ai vu entre autres un malade qu'on avait traité de cette manière : l'incision ayant été trop petite la première fois, il fallut la recommencer, et cette fois elle fut si grande, que le sujet conserva une sorte de hypospadias. En général par ces procédés, on ne divise pas assez profondément, sans doute dans la crainte d'aller trop loin ; il résulte de là que la dilatation est ensuite douloureuse, et que la guérison ne se soutient pas, ce que j'ai vu souvent.

C'est parce qu'on a pratiqué le débridement du méat urinaire par l'un de ces procédés vicieux, que l'opération n'a pas toujours eu le résultat sur lequel on comptait , ce qui a conduit divers chirurgiens à penser qu'elle ne procurait généralement pas de guérison durable.

En parlant de cette opération dans mes publications précédentes, spécialement dans le tome Ier du *Traité pratique*, il m'avait paru inutile d'entrer dans de longs détails à son sujet, tant elle est simple et facile et tant il me paraissait difficile de se méprendre. Ce que j'ai vu faire depuis m'a convaincu que la chose du monde la plus simple peut arrêter des hommes même expérimentés.

Ce qui vient d'être dit des débridements du méat urinaire s'applique, je le répète, aux coarctations situées derrière la fosse naviculaire. Au moyen de mon urétrotome, on opère là avec tout autant de prestesse , de sécurité et de précision , *tuto, cito et jucunde*. Avec les modifications qui ont été proposées , on éprouve plus d'incertitude encore qu'au méat.

M. Franc nous dit avoir incisé, sur une sonde cannelée, un rétrécissement très étroit, d'un pouce de long, situé près de l'orifice externe de l'urètre. Ce simple énoncé laisserait croire qu'en procédant comme il l'indique , l'opération est facile et prompte , et cependant les choses se passent tout autrement. J'ai vu des chirurgiens exercés ne parvenir qu'après d'assez longs tâtonnements, à opérer la section du point rétréci, dans des cas beaucoup plus simples. Qu'on n'aille donc pas s'imaginer, qu'à moins de circonstances exceptionnelles qui ont pu s'offrir au chirurgien de Montpellier, un rétrécissement fort étroit et long d'un demi-pouce, puisse être incisé avec un bistouri et une sonde cannelée, ni avec facilité , ni avec la précision , la netteté et la promptitude désirables.

B. Rétrécissements dans la partie libre et mobile de la verge.

L'urétrotomie peut être utile contre les rétrécissements qui ont leur siége dans la partie libre ou mobile de l'urètre. Elle a été pratiquée là , un grand nombre de fois , par d'habiles praticiens, et si le résultat n'a pas toujours été aussi satisfaisant qu'on l'aurait désiré , c'est à la gravité de l'état morbide , à sa nature, quelquefois aussi à la manière de procéder qu'il faut surtout s'en prendre.

Avant de m'occuper du procédé opératoire, je crois convenable d'indiquer brièvement les circonstances dans lesquelles il convient d'y recourir.

Tous les chirurgiens savent que, dans plusieurs rétrécissements de la partie mobile de l'urètre, la cautérisation aggrave l'état du malade. La dilatation temporaire est inutile aussi; elle semble d'abord produire de bons effets, le malade urine de mieux en mieux , et l'on peut augmenter progressivement le volume des bougies. Mais à peine a-t-on fait quelques progrès, que la dureté et la rétractilité des tissus empêchent d'avancer; on ne gagne plus rien , alors même qu'on emploie la force, qui d'ailleurs occasionne des douleurs, et souvent entraîne des accidents réactionnaires susceptibles de devenir graves. Bientôt la miction se fait

moins bien que les premiers jours ; il y a une sensation générale de malaise. Parfois, il suffit de laisser reposer le malade, de prescrire des bains, des applications émollientes,
sédatives, et l'on reprend ensuite la dilatation, sans recourir
à la force, en ne laissant séjourner la bougie que peu d'instants, moins d'une minute, en ne faisant les introductions
qu'à deux ou trois jours d'intervalle ; par là on rétablit la
marche progressivement utile, qui signalait le début du traitement, et, en continuant, de la sorte on finit par atteindre le
but. Dans certains cas même, j'ai senti la nécessité de procéder plus lentement encore, et, après avoir laissé le malade
en repos, pendant des semaines ou des mois, je suis revenu
avec avantage au traitement par la dilatation temporaire,
dont le résultat définitif a été heureux. Mais il se rencontre
des sujets chez lesquels toutes les précautions, toutes les
modifications échouent, alors même qu'il ne s'agit pas de
ces hommes nerveux, irritables, dont l'urètre supporte difficilement le contact du moindre corps étranger. Or, il faut
qu'on le sache bien, ces cas sont ceux dans lesquels la dureté
et l'étendue d'avant en arrière d'une coarctation, occupant
la partie pénienne de l'urètre, rendent la dilatation temporaire inutile, et l'on est même forcé d'y renoncer bien avant
d'avoir employé des bougies, telles qu'un urètre ordinaire,
à l'état normal, les admet sans difficulté. Dans ces mêmes
occurrences, la dilatation permanente, même continuée
pendant longtemps, ne produit pas non plus d'effet durable,
et à peine la cesse-t-on, que le malade retombe à peu près
dans le même état qu'auparavant. Somme totale, les rétrécissements durs, longs, calleux, rétractiles de la partie
mobile de l'urètre, ne guérissent pas par les moyens ordinaires, qui ne font que procurer quelque soulagement momentané. C'est un point à l'égard duquel les opinions,
longtemps flottantes, paraissent être définitivement fixées par
de nombreux faits.

Or ces cas sont ceux surtout dans lesquels il convient de
recourir à l'urétrotomie. Jusqu'à ces derniers temps on s'é-
tait borné à pratiquer de simples mouchetures, ou du moins

ne donnait-on à l'incision qu'une étendue fort restreinte , soit en longueur, soit en profondeur. Ce procédé n'ayant pas eu de succès constatés , on s'est décidé à rendre l'incision beaucoup plus profonde et plus étendue. J'indiquerai la manière de la pratiquer.

Les sondes ou bougies dont on a fait usage , ou l'urétrotomie d'avant en arrière dont je viens de parler, ont procuré, au moins pour quelques jours, une dilatation qui suffit pour que l'urétrotome à olive, dont j'ai donné la description et la figure, puisse traverser la coarctation. On prend un instrument dont l'olive terminale soit proportionnée au degré d'ouverture du point rétréci, contre lequel on la maintient appuyée pendant quelques instants; on la pousse d'une manière lente et graduée; au moment où elle franchit , la cessation de toute résistance fait éprouver une légère secousse. Dès qu'elle est parvenue derrière le rétrécissement, l'olive ne se trouve plus serrée , à moins qu'il n'y ait une autre coarctation située plus loin ; on lui imprime de petits mouvements de va-et-vient. Au moyen de cet instrument, on détermine, au moment même de l'opération, l'étendue de la coarctation d'avant en arrière, résultat obtenu avec le secours du curseur et de l'échelle graduée , qui font connaître le point où l'olive est arrêtée au devant du rétrécissement ; après l'avoir fait passer derrière celui-ci , on le retire à soi jusqu'à ce qu'on éprouve de la résistance , et par là on sait exactement quelle est l'étendue de la coarctation. Si l'on conservait le moindre doute, on répéterait l'exploration , ce qui est facile et peu douloureux. Quant à l'épaisseur des parties indurées , le toucher constate avec précision la saillie que ces parties font à l'extérieur. On sait donc où l'incision doit commencer et finir. L'étendue qu'elle doit avoir de dedans en dehors est déterminée par l'instrument lui-même, par la quantité dont on fait sortir la lame. Dès qu'on a obtenu des renseignements suffisants, l'olive étant placée derrière le point rétréci, on pousse l'instrument plus loin de deux ou trois lignes, on fait sortir la lame, on *arme* l'utrétrotome , en tirant graduellement sur le manche.

La crémaillère présente quatre crans qui font entendre, en sortant du pavillon , un bruit de cric. Chaque cran indique que la lame est sortie d'une ligne de l'olive. Il importe de compter avec soin le nombre de ces bruits, ou bien de s'assurer par l'inspection combien de crans sont sortis du pavillon, car en tirant sur le manche plus qu'il ne faut, on donnerait trop de saillie à la lame ; l'on pourrait même désarmer l'instrument qui, cessant d'agir alors , doit être retiré, afin de replacer la languette comme elle doit l'être pour qu'elle puisse fonctionner. J'insiste sur ces particularités, parce que j'ai vu des chirurgiens sans expérience, ou qui n'avaient pas assez étudié le mécanisme de l'urétrotome , se trouver fort étonnés d'avoir manœuvré longtemps sans obtenir le résultat qu'ils attendaient : je suppose donc l'instrument armé comme il doit l'être ; on le tire à soi lentement et sans secousse jusqu'à ce que la nodosité soit entièrement divisée, ce dont on est averti par le toucher, par le manque de résistance et par les notions préalablement acquises , sur la longueur de la nodosité. On fait ensuite rentrer la lame dans l'olive , en appliquant le doigt sur la plaque de la crémaillère. La tige porte-lame devient libre, et en poussant le manche en arrière, la lame se place d'elle-même dans le fourreau. On retire l'instrument , si l'on veut s'en tenir à une seule incision. Juge-t-on convenable d'en faire deux ou un plus grand nombre dans la même séance, il n'est pas nécessaire de retirer l'urétrotome. Dès que la lame est rentrée dans le fourreau, on pousse de nouveau l'instrument, et quand l'olive est parvenue derrière la coarctation , on fait sortir la lame de rechef, mais d'une quantité plus grande et proportionnée à la profondeur de la première division , sans quoi, l'on n'aurait pas de seconde incision. Il suffit , en effet , de se rappeler ce que j'ai dit ailleurs, savoir : que la lame divise la coarctation , non parce que la main de l'opérateur la fait peser sur les tissus , comme dans le cas d'une incision pratiquée à la peau , mais parce que la quantité dont elle sort de l'olive dépasse d'autant le diamètre du point rétréci. Or, celui-ci étant agrandi déjà par la première incision , la lame n'agirait pas la seconde fois, si elle ne présentait pas un écartement plus considérable. Ainsi , en supposant que la première division ait élargi de deux lignes le diamètre de la coarctation, la lame devra sortir d'une ou deux lignes de plus suivant la profondeur à laquelle on veut pénétrer. Si l'on incise au même endroit, la résistance est moindre, mais il est préférable de faire la seconde incision à côté de la première.

Dans le plus grand nombre de cas, il vaut mieux changer d'instrument, et en prendre un plus fort, surtout lorsque la coarctation est dure et qu'elle ne permet d'employer d'abord que de très petits urétrotomes. C'est ce que j'ai fait dans plusieurs circonstances et tout récemment chez un malade à l'hôpital Necker. Il avait été inutilement soumis à la dilatation temporaire , et ne pouvait supporter le séjour permanent de la sonde : je me décidai à inciser deux rétrécissements qui existaient à la partie pénienne de l'urètre, près du bulbe. Un petit urétrotome eut de la peine à passer ; je le poussai avec lenteur, d'une manière uniforme, et, dès qu'il eut traversé le premier rétrécissement, puis le second, situé plus loin , je constatai, au moyen de la boule, le point où il fallait commencer l'incision ; en tirant à moi, je divisai successivement les deux coarctations d'un seul trait. Immédiatement j'introduisis le gros urétrotome dont la boule traversa les deux points rétrécis, déjà incisés à l'aide du petit, mais non autant qu'il le fallait ; je fis sortir la lame de trois lignes, et en tirant dessus je divisai, toujours en bas, les deux points rétrécis. Ici les rétrécissements étaient assez rapprochés l'un de l'autre pour que je crusse pouvoir étendre l'incision dans l'espace qui les séparait. Si l'intervalle avait été plus considérable , j'aurais fait rentrer la lame dans l'olive à deux lignes, après avoir divisé la coarctation la plus profonde, pour la faire sortir de nouveau, à deux lignes en arrière de celle qui était plus près du gland. Ce prolongement de l'incision en avant et en arrière du point rétréci est utile, ainsi qu'on l'avait déjà fait remarquer. Si elle se terminait d'une manière trop brusque, on courrait le risque de ne pas atteindre tous les tissus malades. D'ailleurs l'angle postérieur de la plaie, terminée pour ainsi dire à pic, pourrait mettre ultérieurement obstacle au passage des bougies, ce qu'on a déjà observé plusieurs fois. Il n'est pas inutile de faire remarquer que la manœuvre est plus simple quand on se sert des petits urétrotomes (voyez pl. fig. 3); mais la division des tissus n'est ni aussi régulière, ni aussi profonde. La lame sort du fourneau et y rentre par un système de glissement sur un plan incliné. Dès que l'olive est parvenue derrière la coarctation, on desserre la vis de pression, on appuie le doigt sur la rondelle et la lame sort. Pour la faire rentrer, il suffit de tirer sur la rondelle.

Après l'incision, on passe une grosse bougie cylindrique, solide ou flexible, qui fait connaître avec précision le diamètre acquis par le canal. Ici je dois signaler une circonstance qui serait capable d'induire en erreur. Il peut se faire que l'extrémité de la bougie, surtout lorsqu'elle est cylindrique, soit arrêtée par l'angle postérieur de la plaie, alors même que cette plaie finit insensiblement. C'est ce que j'ai vu dans plusieurs cas de ma pratique et dans un autre de celle de M. Reybard. On aurait donc pu croire alors que l'incision n'était pas suffisante. D'un autre côté, il n'eût pas été prudent, au moment où le malade venait de subir une opération, d'exercer une forte pression pour vaincre l'obstacle. Dans ces cas il faut donc s'abstenir, et le lendemain ou les jours suivants, la bougie pénètre facilement. On fait toujours bien de suivre cette conduite prudente, non que les tentatives immédiates d'introduction de la bougie soient douloureuses, car elles font peu souffrir le malade quand l'incision a été suffisante, mais parce qu'on serait exposé à se fourvoyer dans les tissus qui viennent d'être divisés, notamment si l'on employait des bougies rigides, ce qui eut lieu chez un malade opéré en 1846 sous mes yeux, pour un rétrécissement situé près de l'arcade pubienne. Il se forma, à l'angle postérieur de la plaie, une excavation considérable, dans laquelle une grosse sonde s'arrêtait encore un mois environ après l'opération.

Lorsque la première opération ne suffit pas, pour diviser

le point rétréci du canal, on en fait une seconde, une troisième, quelques jours plus tard. Dans le principe, on avait fixé à huit jours l'intervalle entre les deux opérations ; mais on conçoit que , suivant les circonstances , ce laps de temps peut, ou ne pas suffire, ou être trop long. Du reste, on procède toujours de la même manière, c'est-à-dire en ayant soin que l'olive terminale remplisse la lumière du point rétréci, et que la lame dépasse le champ de l'olive de toute l'étendue qu'on veut donner à la plaie nouvelle. Le volume de la bougie dont on a fait usage, après la première section, indique le diamètre du point qu'on se propose d'élargir encore.

Un fait qui paraît avoir échappé jusqu'ici à l'attention, mérite de l'attirer. Il a fallu, on se le rappelle, un léger effort pour faire passer l'olive derrière le point rétréci. Cet effort a refoulé la coarctation en arrière, d'une étendue proportionnée au degré de la pression qu'on a exercée, et à l'élasticité des tissus voisins du rétrécissement. Dès que l'olive a traversé celui-ci, et que la pression cesse, les parties reprennent leur situation première ; mais , au moment où l'on tire l'instrument à soi pour opérer la section , le point rétréci vient en avant, de toute l'étendue qu'il s'était d'abord porté en arrière, parfois même plus, et cela en raison, non seulement du degré de dureté et de résistance des parties malades, mais encore de l'aptitude de l'instrument à couper. Or, les divers urétrotomes qu'on a proposés jusqu'ici , ne possèdent pas cette aptitude au même degré. Le double déplacement de la coarctation , en arrière par l'effet de la pression , en avant par celui de la traction, pourrait jeter de la confusion dans la manœuvre, surtout eu égard à l'étendue de la division, si le chirurgien n'était pas bien fixé quant à ses mesures, et s'il ne calculait pas les effets qui résultent d'un pareil mouvement de va-et-vient. Mais en opérant avec soin , à l'aide de bons instruments, et surtout en s'aidant des données fournies par le toucher, on a peu de chose à craindre. Est-il nécessaire de faire remarquer que quand l'olive a franchi la coarctation et qu'il ne s'agit plus d'explorer, on doit cesser de lui imprimer aucun mouvement soit en avant, soit en arrière, comme aussi d'exercer aucune traction sur la verge, afin que le point rétréci reprenne sa place première ? Au moment de la division des tissus, les doigts de la main gauche, appliqués sur la surface externe de la nodosité, font connaître, avec toute la précision désirable, l'étendue du déplacement en avant que détermine la traction exercée sur l'urétrotome.

On sait que les coarctations de la partie pénienne de l'urètre sont souvent accompagnées d'une tuméfaction dure, circonscrite des parois du canal, appréciable par le toucher, et qu'on appelle *nodosité*, *anneau*, *virole*, etc. Elle est le plus ordinairement ovoïde, fusiforme, oblongue et faisant saillie à la face inférieure du canal, bien qu'il ne soit pas absolument rare de la trouver vers la face supérieure ou sur les côtés.

Ces tumeurs peuvent exister sans qu'il y ait rétrécissement. On en a vu adhérer aux parois d'un canal libre ; et l'on sait, d'un autre côté, que l'urètre rétréci est quelquefois réduit à l'état de cordon ligamenteux plus ou moins uniforme, sans nodosités.

Quand cette tumeur complique le rétrécissement, elle peut produire des effets que le praticien ne doit point perdre de vue. Souvent alors le canal est déformé et brusquement dévié au point que les urétrotomes, même la sonde, ne pénètrent pas, et l'on peut croire que le rétrécissement est plus considérable qu'il ne l'est réellement. J'ai vu entre autres un malade qui urinait par un jet assez gros, et que d'habiles chirurgiens n'avaient pu sonder. Il fallait, pour arriver dans la vessie, contourner une nodosité qui existait au niveau du scrotum. Le toucher est ici d'un grand secours non seulement pour apprécier le volume, la forme et la dureté de la tumeur, mais encore pour guider l'instrument.

La nodosité n'est pas sans influence sur la manœuvre urétrotomique. Si elle est volumineuse il y a nécessité de donner plus d'étendue à l'incision et même d'en faire plusieurs les unes à côté des autres.

Après l'opération il s'opère, eu égard à cette nodosité, des changements sur lesquels je reviendrai et qui méritent de fixer sérieusement l'attention du praticien. Immédiatement après la division, la tumeur diminue au point qu'on a souvent de la peine à en découvrir les traces. Elle reparaît au bout de deux ou trois jours et devient plus volumineuse qu'auparavant, mais elle est moins dure; bientôt elle diminue de rechef, et si l'incision est assez grande et que le passage des sondes ne soit pas douloureux, la résolution s'opère et les parois du canal reprennent leur état naturel. Dans quelques cas moins heureux la tumeur persiste alors même que l'urètre admet les sondes les plus volumineuses.

C. Rétrécissements sous l'arcade pubienne.

Je n'ai pas à revenir sur la ponction, la division d'avant en arrière et sans guide de ces rétrécissements. Ce procédé est semé de difficultés et d'écueils; on ne peut songer à y recourir que dans quelques cas exceptionnels fort rares.

La division d'arrière en avant est une opération plus rationnelle, bien qu'elle présente souvent des difficultés et de l'incertitude. J'ajouterai qu'elle est rarement nécessaire, car si le rétrécissement est peu considérable, à quoi bon employer l'instrument tranchant, puisqu'on guérit très bien ces sortes de coarctations par les procédés de la dilatation? Il n'y a donc pas de motifs de renoncer à des traitements plus doux, dont l'utilité est constatée par l'expérience.

Cependant il est des cas dans lesquels l'urétrotomie sous-pubienne est applicable. Déjà des faits pratiques ont été publiés; des expériences ont été récemment tentées à ce sujet, et le grand nombre d'urétrotomes courbes qu'ont proposés divers chirurgiens, montre que cette opération compte aujourd'hui de nombreux partisans.

L'occasion s'est rarement offerte à moi d'appliquer cette méthode à la partie profonde de l'urètre. Je n'ai donc pas comme pour les cas qui viennent d'être passés en revue, une expérience personnelle aussi grande à opposer aux combinaisons théoriques dont on nous a esquissé complaisamment le tableau. Toutefois, en réunissant les quelques faits que j'ai recueillis, et ceux dont j'ai été témoin, ma conviction s'est formée; j'ai reconnu d'abord qu'il n'était pas nécessaire de recourir à des appareils spéciaux. Les urétrotomes droits et à boule peuvent être employés ici aussi bien que dans les cas précédents. On sait, en effet, que le siége ordinaire de ces rétrécissements est au-dessous de l'arcade pubienne et non plus profondément. Or, l'expérience a appris que, dans la généralité des cas, les instruments droits y pénètrent aussi facilement que ceux qui sont courbes. Avec ceux-ci même, on manœuvre moins commodément et avec moins de certitude.

Dans tous les cas on ne doit point perdre de vue qu'un instrument, quel qu'il soit, cylindrique ou à bouton, rigide ou flexible, droit ou courbe, quelle qu'en soit la forme, traverse difficilement une coarctation au-dessous du pubis. A l'étroitesse du canal se joint le changement de direction, et pour peu que le rétrécissement soit considérable, on ne parvient à le franchir qu'après des tâtonnements plus ou moins répétés; souvent même on ne réussit pas.

Ces difficultés ne se sont point présentées dans ma pratique parce que j'ai eu recours à l'urétrotomie, non au début, mais bien à une époque plus ou moins avancée du traitement, lorsque la dilatation était devenue impuissante à cause de la raideur et de la rétractilité des tissus malades. J'ai pratiqué depuis peu l'urétrotomie, à la courbure de l'urètre, dans quatre cas qui marquent les principaux degrés de l'état maladif. Je me bornerai à relater le dernier, auquel j'ai déjà fait allusion dans ce mémoire. C'est un de ces cas extraordinaires que la pratique nous offre de temps en temps. Les malades errent, comme on dit, d'hôpital en hôpital, et l'on est successivement appelé à pratiquer chez eux presque toutes les opérations d'une même série.

Desruelles, âgé de trente-six ans, avait reçu en Afrique un coup de pied sur le périnée; à la suite de cet accident il survint des difficultés progressives d'uriner, auxquelles on n'opposa que des moyens insuffisants. Il s'était formé, vers la courbure de l'urètre, un rétrécissement long qui forçait l'urine à passer par les trajets fituleux du périnée. Après de nombreuses et inutiles tentatives de cathétérisme par divers chirurgiens, on eut recours à l'urétrotomie de dehors en dedans ; mais on ne parvint pas à découvrir l'urètre à la partie membraneuse, en arrière du retrécissement, et le malade fut reporté dans son lit. Après cette opération inachevée, Desruelles se trouva bientôt dans la même position.

Plus tard il réclama mes soins ; j'essayai de dilater le canal au moyen des bougies ; mais je n'obtins qu'une légère amélioration. Il s'agissait de tenter autre chose ; pour raison du service, le malade ne pouvait plus rester à Necker. Il fut admis successivement à Bon-Secours, à l'Hôtel-Dieu et à Beaujon, où l'on se décida à ponctionner la coarctation d'avant en arrière, à l'aide d'un trois-quarts renfermé dans une canule métallique courbe. L'instrument pénétra dans la vessie ; au trois-quarts on substitua une petite sonde flexible, qui fut remplacée elle-même par d'autres de plus en plus grosses. On considérait le malade comme guéri (*Bulletin général de thérapeutique*, 1847, p. 386, t. 33), mais les fistules qu'on croyait fermées, ne l'étaient point ; les duretés du périnée persistaient aussi, et dès qu'on voulut retirer la sonde l'urine ne sortit point par le canal ; la tuméfaction du périnée augmenta avec des douleurs à la verge, accompagnées d'une anxiété et d'un découragement profonds.

C'est dans cet état que Desruelles se fit admettre de nouveau dans mon service. Il portait une sonde en permanence ; mon premier soin fut de la retirer : on la remettait chaque fois que le besoin d'uriner se faisait sentir. Bientôt le malade rendit naturellement une petite quantité d'urine. En continuant ainsi, pendant quelques semaines, l'usage momentané des sondes pour vider la vessie, et des bougies pour dilàter la coarctation, qui était toujours dure, roide, rétractile, les besoins d'uriner furent moins rapprochés. Chaque fois le malade rendait à peu près la moitié de ce que la vessie contenait ; mais la tuméfaction périnéale persistait, les fistules rendaient un mélange de pus et d'urine , et l'on n'obtenait plus rien de l'usage des bougies. L'urètre sous l'arcade pubienne était toujours dur, résistant ; et, en avant de la coarctation existait un évasement, formant une cavité anormale dans laquelle l'urine séjournait. J'eus recours à l'urétrotomie : une incision, de 4 lignes de profondeur et de 15 lignes de long , fut pratiquée à la face inférieure du canal, siége de la coarctation. Il n'y eut ni douleur ni écoulement de sang, et une sonde de 4 lignes en métal, arriva dans la vessie sans la moindre difficulté. A dater de ce moment aussi le malade urina très bien , les fistules se fermèrent, la tuméfaction périnéale disparut, et la santé générale se rétablit. Le traitement consécutif a été interrompu une fois par une épididymite et une autre fois par une affection intestinale qui dura six semaines. Malgré les interruptions dans le passage de la bougie , et bien que la guérison ne fût pas encore complète , le mieux local a persisté ; et, à l'exception d'un peu plus de douleur, à la reprise des bougies, je n'ai rien observé d'anormal. Le traitement par la dilatation temporaire a été continuée plus de deux mois.

Mes malades avaient été placés dans les conditions les plus favorables. Au moment où j'ai eu recours à l'urétrotomie , la dilatation était assez avancée pour que l'urétrotome à olive pût traverser la coarctation sans de grandes difficultés : d'un autre côté , le canal était tellement accoutumé au contact des sondes et des bougies, que, sans produire de douleurs , j'ai pu me livrer à toutes les recherches nécessaires non seulement pour être fixé sur l'état des parties , mais aussi pour déterminer avec la plus grande exactitude, les points où l'incision devait commencer et finir.

Ces quatre faits , rapprochés d'un petit nombre d'autres qui se sont offerts à moi, établissent, eu égard aux rétrécissements de la courbure de l'urètre, une distinction qui a échappé aux observateurs, et sur laquelle je m'arrêterai un instant. On sait que ces coarctations sont généralement dilatables. Les praticiens les plus expérimentés n'ont même pas hésité à poser en principe que quand on était parvenu à franchir ces obstacles, on les guérissait tous par les méthodes de la dilatation. Eh bien, on rencontre de loin en loin des cas réfractaires. Ici, comme dans la partie pénienne de l'urètre, il se trouve des rétrécissements durs, rétractiles, susceptibles d'être dilatés, mais avec douleur et seulement dans certaine limite, au-delà de laquelle les tissus résistent ; si l'on emploie la force, ils reviennent promptement sur eux-mêmes, et l'on finit par ne plus rien obtenir, bien avant même que le canal ait récupéré son diamètre normal. L'urétrotomie pourra donc devenir une ressource précieuse dans ces cas rares. Les résultats que j'ai obtenus me conduisent à en conseiller l'emploi, mais sans négliger les précautions qui viennent d'être indiquées.

Suivant quelques modernes, l'urétrotomie, spécialement celle qu'on pratique sous l'arcade pubienne, ne devrait être ni restreinte aux cas exceptionnels que j'ai spécifiés, ni réduite aux procédés dont j'ai fait usage. Ils en proposent d'autres, dont ils n'hésitent même pas à généraliser l'emploi, mais qui sont encore, pour ainsi dire, à l'état embryonnaire, ou, si l'on aime mieux, à l'état de spéculation. Presque tous paraissent basés plutôt sur des combinaisons théoriques que sur une expérimentation régulière : c'est ce qui ressort de l'exposé que j'ai déjà fait de ces divers moyens sur lesquels je n'ai pas à revenir. Mais il ne sera pas inutile de passer rapidement en revue quelques unes des raisons sur lesquelles on s'appuie et qui se rapportent spécialement à certaines données de diagnostic, au sujet desquelles on s'est évidemment fait illusion, et à quelques particularités de l'état morbide qu'on paraît avoir imaginées plutôt que constatées.

C'est ici le cas de revenir, comme je l'ai promis, sur les sondes et les stylets dits à boule ou à olive. Ces intruments sont connus depuis longtemps ; en effet, Franco et A. Paré font déjà mention d'instruments à bouton, destinés à être portés dans l'urètre. Tous les chirurgiens connaissent les sondes à stylet boutonné et les sondes à extrémité olivaire de J.-L. Petit, sur le modèle desquelles sont construits, quant à la forme, et le porte-caustique de Hunter et l'instrument de Desault, pour l'extraction des corps étrangers engagés dans l'urètre. Vint ensuite Ch. Bell, qui, sans trop s'inquiéter de ce qu'on avait fait avant lui, proposa en toute confiance, des sondes, des stylets à bouton ou à olive, pour explorer l'urètre et reconnaître les coarctations dont ce canal est souvent le siége (1). En présentant les mêmes instruments sous les noms de stylet urétro-cystique, de bougies à bouton, à olive, etc., plusieurs de nos confrères les ont donnés, ou comme des inventions, ou comme des perfectionnements, à l'aide desquels on constaterait sans peine l'existence des rétrécissements, on les traverserait, on les déplisserait, on les déchirerait avec une admirable facilité. Assurément la forme olivaire des instruments destinés à agir dans l'urètre, est d'une utilité non contestée, soit qu'il s'agisse d'explorer, soit qu'on veuille pratiquer l'urétrotomie. Mais il sera difficile d'établir que, par leur emploi, on parvienne à faire disparaître toutes les incertitudes du diagnostic ; encore moins pensera-t-on qu'à l'aide d'une bougie boutonnée, *tortillée*, on puisse traverser une coarctation plus sûrement qu'on ne le fait avec une sonde ordinaire, méthodiquement dirigée.

D'un autre côté, on suppose le rétrécissement formé par des replis valvulaires, par des plicatures pathologiques de la membrane muqueuse, ou par des brides minces qui résultent de cicatrices ; on suppose aussi que ces valvules, ces plicatures, au lieu d'avoir leur concavité tournée en avant, comme c'est le cas ordinaire, sont disposées tout à rebours, c'est-à-dire que leur concavité regarde en arrière. Alors,

----

(1) Ce fait, et autres que j'ai indiqués dans ce travail, prouvent que nos voisins d'outre-manche, ne font pas toujours preuve d'impartialité. En le rappelant ici, je m'attirerai peut-être de nouvelles aménités, familières à quelques chirurgiens de l'école anglaise, et dont le *British and foreing medico-chirurgical rewiew*, nous a donné récemment un échantillon, au sujet de la lithotritie, avec une urbanité toute britannique. Je laisse à M. Fergusson et à ceux qui défendent ses doctrines, tous les avantages qu'ils espèrent retirer de ce genre de réclame.

dit-on, la sonde ordinaire les affaisse en passant, les plaque,
les accole contre les parois urétrales au point même de ne
pas les faire reconnaître, tandis que la bougie à boule en
accroche le bord, quand on la retire, et les développe,
comme fait l'urine, de manière qu'en exerçant une traction
brusque, on les déchire. Il y a là, théoriquement parlant,
quelque chose de spécieux, de séduisant. Mais cete manière
soutient-elle l'épreuve de la critique? L'anatomie pathologique n'a-t-elle pas prouvé que les véritables rétrécissements
organiques de l'urètre, ceux surtout qui réclament l'emploi
de l'instrument tranchant, ne ressemblent en rien aux états
maladifs qu'on a indiqués? D'un autre côté ne sait-on pas que
les valvules, les replis, les rétrécissements linéaires guérissent très bien par la dilatation? A. quoi bon dès lors les
moyens qu'on propose?

Il y a un fait que tous les praticiens connaissent, et que
semblent oublier les chirurgiens dont je combats les opinions. Beaucoup de rétrécissements urétraux sont en possession d'une contractilité énergique qui s'exerce sur la bougie
de manière à la serrer, à l'étrangler en quelque sorte;
d'où résultent, les inégalités, les empreintes que rapportent les bougies de cire molle et qui sont d'une grande
utilité soit comme moyen de diagnostic, soit pour diriger
le traitement (1). Si la bougie est roide, dure, elle ne sera
ni déprimée, ni déformée; mais lorsqu'elle a séjourné quelque temps et qu'ensuite on veut la retirer, elle est serrée,
retenue même assez, pour qu'on soit obligé d'employer la
force. Si l'on se sert d'un instrument cylindrique et surtout
boutonné, le phénomène sera plus prononcé encore; et si,
au moment de l'introduction, l'olive remplit exactement la
lumière du point rétréci, on aura beaucoup de peine à retirer l'instrument. Jusqu'ici on n'avait vu là qu'un effet tout
naturel de la rétractilité des tissus, de la contractilité bien

(1) On trouve quelques rétrécissements qui ne se contractent pas. Une
fois que la bougie est introduite, les parois du canal demeurent inertes,
en quelque sorte; le malade ne souffre pas pendant qu'elle est en
place, et elle sort toujours avec une grande facilité.

connue des rétrécissements organiques. Aujourd'hui on veut le faire dépendre des valvules dont le bord libre serait tourné en arrière, de manière que la boule l'accrocherait dans son mouvement de sortie. Je ne connais qu'un seul cas dans lequel cet état pathologique ait été constaté par l'ouverture du corps, et je l'ai relaté dans mon *Traité pratique*. Mais parce qu'il a eu lieu une fois, est-ce à dire qu'il se rencontre toujours? Et, parce qu'un malade aura, pendant quelque temps, mieux uriné après qu'on lui aura passé et repassé une sonde à boule dans le canal, peut-on conclure de là qu'on a déplissé ou déchiré une bride, une valvule? Je le pense d'autant moins qu'il est d'observation journalière qu'après le passage d'une sonde ordinaire, à laquelle on n'attribue rien de semblable, bon nombre de malades éprouvent une amélioration notable, et même soutenue dans la miction.

Je ne dois point passer aussi rapidement sur le procédé adopté par M. Reybard, celui des chirurgiens modernes qui a le plus contribué à appeler l'attention sur l'urétrotomie, à qui surtout on doit l'idée de donner à l'incision une étendue et une profondeur auxquelles personne n'avait songé, et qui, même encore aujourd'hui, effraient beaucoup de chirurgiens.

M. Reybard agit quelquefois d'avant en arrière et le plus souvent d'arrière en avant. Je me suis déjà expliqué relativement au premier de ces deux modes, auquel lui-même attache peu d'importance aujourd'hui, contrairement à ce qu'il faisait en 1833. Je n'ai donc à m'occuper que du second.

Il faut se rappeler que ce chirurgien emploie ordinairement un urétrotome cylindrique, muni d'une ou de deux lames, qu'il fait sortir de la gaîne par un mécanisme simple, mais laissant toutefois quelque chose à désirer sous le rapport de la solidité des lames et de la quantité dont elles sortent du fourreau. Ces lames, quand elles sont écartées, font, avec la tige centrale, un angle plus ou moins ouvert, suivant l'étendue qu'on veut donner à l'incision. Avant d'introduire l'instrument, on l'arme au degré jugé nécessaire, c'est-à-dire qu'on le dispose de manière à pouvoir faire sortir les lames d'une quantité déterminée : on l'introduit dans le canal jusqu'au-delà du point rétréci, on écarte les lames, et l'on fait l'incision en tirant à soi ; dès qu'elle est achevée, on fait rentrer les lames dans la gaîne et l'on retire l'instrument.

Ce procédé est fort simple à la lecture, mais il ne l'est plus autant dans l'exécution ; et d'ailleurs il ne donne pas toutes les garanties désirables. On ne sait point exactement à quelle distance en arrière de la coarctation commence l'incision, surtout au-dessous de la symphyse pubienne, et l'on ignore aussi de combien cette incision se prolonge en avant de ce point, incertitude que M. Reybard lui-même reconnaît, et qu'il faut attribuer à ce que l'instrument est cylindrique et ne présente pas l'extrémité olivaire qui, dans d'autres, a une utilité évidente. A la vérité, on possède déjà les données fournies par les sondes et bougies exploratrices ; mais la mobilité des tissus, les déplacements dont j'ai parlé plus haut, changent les rapports au moment où l'on va opérer, et font perdre une partie des résultats qu'on devait aux explorations préalables. Dans les diverses opérations que M. Reybard a exécutées sous mes yeux, je l'ai vu constamment tâtonner au moment d'agir, afin de se procurer les renseignements dont il avait besoin, et cependant ces renseignements sont plus indispensables dans cette circonstance que dans tout autre, puisqu'on fait des incisions qui ont jusqu'à 15 et 25 lignes de long, et assez de profondeur pour diviser toute l'épaisseur du canal. A la vérité inciser un peu plus ou un peu moins est, aux yeux de l'auteur, une chose fort peu importante, et généralement même il préfère le plus au moins. Dans les opérations auxquelles j'ai assisté, il m'a paru ne pas s'inquiéter de la grandeur de la plaie, même à la région profonde de l'urètre. Dans un cas de rétrécissement double situé près du méat urinaire, il a fait une incision longue de deux pouces, et dans une autre occasion la section avait plus d'étendue encore.

Mais, en attendant qu'il soit évident pour tous, comme il paraît l'être pour notre confrère, qu'on peut sans inconvénient, sans danger, fendre l'urètre dans une étendue indéterminée, je dois répéter que cette incertitude de son procédé m'a semblé une chose regrettable, d'autant plus que des malades opérés ainsi, ont éprouvé des accidents sur lesquels je reviendrai, et qui ont paru à plusieurs chirurgiens assez sérieux pour leur faire rejeter le procédé des grandes incisions.

§ IV. *Nombre, étendue, profondeur des incisions, sens dans lequel elles doivent être faites.*

On ne s'est pas assez occupé de ces questions, sur lesquelles je présenterai de courtes remarques.

1° Quelle que soit la situation du rétrécissement, depuis le gland jusqu'à la partie membraneuse, c'est presque toujours la face inférieure du canal qui est spécialement atteinte ; c'est donc en bas qu'on incise le plus communément. Si la face supérieure ou l'un des côtés de l'urètre étaient le siége de ces indurations , de ces nodosités qu'on rencontre si fréquemment alors, c'est dans ce sens qu'on dirigerait le tranchant de l'urétrotome. Au méat urinaire comme à la partie pénienne et à la courbure du canal, j'ai eu quelques occasions d'inciser tantôt directement en haut, tantôt en haut et sur le côté.

Quelques chirurgiens semblent ne pas attacher autant d'importance à atteindre les tissus malades au moyen du tranchant et donnent le conseil de faire l'incision par côté ; mais alors on laisse intacte, l'on isole en quelque sorte, la masse indurée qui forme le rétrécissement. Je crois utile au contraire de la diviser et même d'y faire plusieurs sections parallèles, peu distantes l'une de l'autre, ce qui favorise le dégorgement.

2° A l'exception de MM. Despiney, Dupierris et surtout M. Reybard, ceux qui conseillent l'emploi de l'instrument tranchant dans l'urètre s'attachent à ne faire que des incisions superficielles et à n'intéresser que la surface du point rétréci. Les instruments dont ils font usage, qu'ils agissent d'avant en arrière ou d'arrière en avant, ne peuvent guère produire autre chose que ce qu'on désigne sous le nom de scarifications. Il n'y avait donc pas lieu de chercher à en déterminer la profondeur et la longueur, et il ne faut pas s'étonner si les auteurs ont glissé sur ce point.

Mais depuis qu'on s'est décidé à donner plus d'action aux urétrotomes, on a senti l'importance d'être fixé sur l'étendue de cette action. La question a été posée mais non résolue.

Il faut se rappeler d'abord que l'instrument tranchant n'agit pas dans l'urètre, comme dans la pratique ordinaire de la chirurgie. La profondeur à laquelle la lame pénètre dans les tissus est déterminée non par la pression qu'exerce la main de l'opérateur, mais bien par un mécanisme spécial de l'appareil, d'après lequel la lame ne peut aller au-delà comme elle ne peut rester en deçà, et tout instrument qui n'offrirait pas ces conditions doit être rejeté.

La manière dont on procède est fort simple. Je suppose une coarctation dont la lumière est d'une ligne ; l'olive de l'urétrotome qu'on doit employer a aussi une ligne de diamètre ; elle remplit donc exactement l'ouverture de la coarctation. Dès qu'on est parvenu derrière celle-ci, si l'on donne à la lame une ligne de saillie en dehors de l'olive, l'instrument ne peut être retiré sans diviser les tissus de toute la quantité dont la lame sort, et sans qu'il soit nécessaire d'appuyer sur le tranchant ; on ne fait que tirer à soi l'instrument ainsi armé. Cette première incision aura une ligne de profondeur. Elle en aura deux, trois ou quatre, suivant le nombre de lignes dont on a fait sortir la lame du fourreau. Il suffit donc, pour connaître la profondeur à laquelle on pénètre dans les tissus, d'employer un urétrotome dont l'olive, au moment de l'introduction, remplisse exactement la lumière du point rétréci, et dont la lame, solidement fixée, sorte de la gaîne d'une quantité rigoureusement déterminée, et qu'elle soit propre à couper. Avec ces conditions le praticien ne se renfermera pas dans les mesures mathématiques que formule la théorie, mais il obtiendra une approximation qui suffit à une pratique régulière. On comprend, en effet, tout ce qu'il y aurait de prétentieux à assigner des limites rigoureuses à la profondeur de l'incision. Ne suffit-il pas de se rappeler que l'induration des tissus à diviser est très variable, et que par suite de l'élasticité non moins variable qu'ils conservent encore, ils fuient devant le tranchant d'une proportion qu'on ne saurait déterminer, surtout lorsque la nodosité n'occupe qu'un point du canal, et que le point correspondant, sur lequel appuie le dos de l'olive, possède encore une certaine dilatabilité? Conservons, si l'on veut, la désignation par lignes ou par millimètres, puisque c'est une manière de s'entendre: mais que le praticien n'oublie pas qu'il peut inciser un peu plus ou un peu moins, et que la différence qui est peu de chose quand il procède méthodiquement, pourrait acquérir une grande portée s'il négligeait les précautions qui ont été indiquées, et s'il employait des urétrotomes dont la lame manque de solidité ou coupe mal.

Il en est de même pour la longueur de l'incision : les déterminations que la théorie nous donne, souvent avec trop de confiance, ne doivent pas être prises d'une manière absolue.

En disant que l'incision a de quinze à vingt-cinq lignes, qu'elle commence à trois lignes en arrière de la coarctation, et qu'elle se prolonge en avant de la même quantité, on indique seulement une mesure approximative, eu égard surtout au point où l'incision finit. J'ai dit que pour diviser les tissus indurés il était nécessaire d'exercer une forte traction qui déplace le point rétréci ; or, ce déplacement apporte toujours un peu de confusion dans la manœuvre.

En faisant la part des différences constantes entre les combinaisons de la théorie et les données de la pratique, je rappellerai, eu égard à la longueur et à la profondeur de l'incision, les limites dans lesquelles on doit se renfermer.

C'est à l'extrémité externe de l'urètre qu'on agit avec le plus de précision. Dans les cas de bride simple, l'incision a de trois à six lignes de longueur, et d'une à quatre lignes de profondeur, suivant le diamètre du canal à son orifice. S'il y a deux rétrécissements, occupant les deux extrémités de la fosse naviculaire, la profondeur est la même, et la longueur varie d'un pouce à quinze lignes : celle-ci pourra dépasser cette mesure si le rétrécissement se prolonge en arrière, ou s'il existe une induration et un gonflement considérables de l'extrémité du pénis. Il vaut mieux couper trop que trop peu ; c'est pour n'avoir pas compris dans l'incision en longueur et en profondeur tous les tissus indurés, formant la coarctation, qu'on a observé les guérisons incomplètes et les récidives dont j'ai parlé. Dans tous les cas, il faut pouvoir introduire, immédiatement après l'incision, et sans douleur, dans la partie divisée, une bougie de trois à quatre lignes et demie de diamètre, suivant la capacité normale du canal.

A la partie pénienne de l'urètre, on procède aujourd'hui avec autant de précision qu'au méat urinaire, surtout quand le rétrécissement est simple, et qu'il forme sous les téguments une virole parfaitement circonscrite sur laquelle le toucher peut s'exercer en tout sens. La profondeur de l'incision varie de trois à quatre lignes, la longueur est proportionnée à l'étendue du point rétréci.

Quand la coarctation n'est pas circonscrite, ou qu'il y en a plusieurs, à peu de distance les unes des autres, formant, à la face inférieure de l'urètre, une série de renflements, variables par leur saillie, leur étendue, les distances qui les séparent, il n'est pas aussi facile qu'on pourrait le penser de faire une application rigoureuse des préceptes de la théorie. Dans ces circonstances, la pratique révèle des difficultés qu'on n'avait point prévues, à part même des causes d'erreur que j'ai signalées, eu égard aux explorations préalables, à la mobilité des tissus indurés, à leur résistance et aux déplacements qu'entraîne la manœuvre. En général, il faut, comme je l'ai dit en décrivant le procédé opératoire, que l'incision soit assez profonde pour diviser tous les tissus indurés, et qu'elle se prolonge en avant et en arrière de la coarctation, d'une étendue qui varie de deux à quatre lignes, précaution indispensable pour que la plaie ne soit à pic ni d'un côté ni de l'autre. Il n'est pas nécessaire, pour obtenir ce résultat, que l'instrument ne soit point armé au même degré en commençant et en finissant l'incision ; les tissus non indurés et encore sains qui sont intéressés, fuient pour ainsi dire devant le tranchant, et la division ne devient réellement profonde qu'à l'endroit où la dilatabilité est abolie, au point occupé par la nodosité.

Quant à la longueur réelle de l'incision, elle varie, et suivant l'épaisseur d'avant en arrière du point rétréci, et aussi d'après le nombre des rétrécissements que l'on rencontre à une certaine distance les uns des autres. J'ai eu dernièrement à traiter deux malades chez lesquels existait une série de coarctations dures, formant à l'extérieur des saillies appréciables par le toucher, qui avaient résisté à de longs traitements et récidivé plusieurs fois. Les malades décidés à tout pour guérir, étaient dans des conditions favorables sous d'autres rapports. J'avais eu déjà occasion de faire, et sans regret, des incisions longues, et d'ailleurs j'avais été témoin d'une opération semblable, exécutée par M. Reybard. Je me décidai donc à couper, d'un seul coup, tout le chapelet de nodosités. L'instrument fut ouvert derrière la coarctation la plus profonde, et, en le tirant à moi, je fis, à la face inférieure de l'urètre, une incision longue de plus de quatre pouces ; chose remarquable, je pus compter le nombre des points rétrécis, et apprécier la dureté de chacun par la résistance qu'il opposait : l'urétrotome cheminait par saccades, en sautant d'un point à l'autre, les interstices ne résistant pas ; la portion la plus dure et la plus longue se trouva au devant de l'insertion du scrotum. Aucun accident n'eut lieu ; chaque jour, ensuite, j'introduisis une très grosse bougie avec une grande facilité et sans douleur.

A la partie profonde de l'urètre, le toucher étant impossible ou ne fournissant que des notions vagues, l'incertitude, eu égard à la longueur de l'incision, est plus grande. On ne connaît qu'approximativement le point où elle commence et celui où elle finit.

3° Il y a des rétrécissements qu'on n'incise qu'une seule fois, mais il en est d'autres qu'il faut diviser plusieurs fois, soit coup sur coup, soit à des intervalles plus ou moins éloignés. Sur ce point cependant l'expérience n'a pas dit son dernier mot, et la question, qui n'est pas aussi facile qu'on pourrait le penser, ne peut être résolue que par de nouvelles expériences. Mais ce qui paraît établi, quant à présent, c'est que, dans la partie profonde de l'urètre comme au méat urinaire, il vaut mieux inciser trop que trop peu. C'est, d'ailleurs, le moyen le plus sûr de soustraire le malade à des opérations nouvelles, d'abréger la durée du traitement, et aussi d'en assurer le succès; on fait disparaître en même temps les douleurs que la dilatation consécutive ne manque pas de produire quand la division des tissus est insuffisante; sans compter qu'alors il devient souvent nécessaire de recourir de nouveau à l'urétrotomie.

Après l'opération, on s'assure, à l'aide d'une sonde ou d'une bougie, de la profondeur de l'incision et, par suite, de la quantité dont on a élargi le canal. Mais cette manœuvre offre des particularités sur lesquelles il me paraît utile d'appeler l'attention. On emploie de préférence des bougies métalliques de trois à quatre lignes. Si le malade souffre par le fait de leur introduction, il faut préciser avec soin le point de départ de la douleur; c'est rarement à la partie qui a été incisée, à moins que la division ne soit insuffisante. Mais cette douleur peut provenir de la distension, soit du méat urinaire, soit de la partie du canal antérieure au rétrécissement. Le plus communément, elle se développe lorsque la sonde arrive à l'angle postérieur de l'incision, et surtout au-delà de cette dernière. Là, en effet, la bougie peut être serrée, arrêtée même, soit par un prolongement en arrière du rétrécissement qui vient d'être divisé, soit par une autre coarctation. C'est un point qu'il importe de tirer à clair, et l'on y parvient aisément au moyen des explorations que j'ai indiquées. Dans tous les cas, il faut s'abstenir de toute manœuvre empreinte de violence, et ne pas oublier que la bougie, en buttant contre l'angle postérieur de la plaie, peut faire croire à un rétrécissement qui n'existe pas.

§ **V.** *Traitement consécutif.*

On ne s'est point assez occupé de ce qu'il convient de faire après l'opération , afin d'en assurer le succès. On pense généralement qu'il faut obtenir le plus grand élargissement possible de la partie divisée, et , dans ce but, on cherche, non seulement à faire cicatriser séparément les lèvres de la plaie , mais aussi à étendre le fond de cette plaie, de manière à donner à la partie correspondante de l'urètre une capacité plus grande que dans l'état normal. On a en vue, par ce moyen , de prévenir les effets d'une rétractilité possible. Cette précaution n'est pas indispensable ; dans quelques circonstances la plaie a été abandonnée à elle-même, et les malades ont guéri. Toutefois, dans les cas graves surtout, il est prudent d'associer à l'urétrotomie la dilatation consécutive , qu'on pratique de plusieurs manières. Les uns emploient les sondes à demeure pendant un temps plus ou moins long. Mais la présence d'une sonde en permanence présente des inconvénients qu'on ne saurait contester aujourd'hui, sans compter qu'on ne parvient pas à consolider la guérison par ce moyen. Le procédé qui réussit le mieux , et que je n'hésite pas à conseiller, consiste à passer tous les jours ou au moins tous les deux jours, dans les premiers temps, une bougie rigide , cylindrique , assez volumineuse pour remplir le canal, mais sans le distendre douloureusement ; en la retirant, on en appuie l'extrémité contre le fond de la plaie, dont les lèvres se trouvent ainsi écartées. De cette manière, et sans laisser séjourner la bougie, j'ai obtenu les plus heureux résultats. Cette manœuvre , peu douloureuse, dispense de recourir aux dilatateurs spéciaux conseillés par quelques chirurgiens, et aux bougies très grosses qui irritent, fatiguent le canal, surtout aux endroits qui n'ont pas été incisés. Depuis que j'ai adopté ce procédé, je n'ai observé ni les rougeurs du gland ni l'écoulement urétral, qui ne sont pas rares quand on procède différemment ; la tuméfaction de la partie divisée est aussi moins considérable.

Du huitième au quinzième jour, si l'incision est suffisante,

s'il n'y a pas de rétraction des tissus, on éloigne de plus en plus les introductions (une ou deux fois par mois).

Il n'en est pas de même quand les tissus malades n'ont pas été complétement divisés; la bougie, qui passait aisément les premiers jours, commence à trouver de la résistance; elle est de plus en plus serrée; le malade souffre, une rétraction des tissus s'opère; s'il y a de l'inflammation, de la rougeur, du gonflement à l'endroit de l'incision, il faut suspendre la dilatation, recourir aux antiphlogistiques, et observer ce qui se passe. Au bout de quelques jours, on peut reprendre le traitement par les bougies. Dans les cas où la rétraction a lieu sans symptômes inflammatoires, il faut se hâter de faire une nouvelle incision.

Si l'on procède à la dilatation consécutive avec brusquerie, si l'on emploie des sondes trop volumineuses ou qu'on les laisse séjourner quelques heures, comme on en a donné le précepte, le traitement présente souvent des particularités dont il faut tenir compte. Rappelons 1° que la surdistension du méat urinaire suffit pour produire une irritation susceptible de se propager, de s'étendre à la partie profonde du canal, d'où résulte un accroissement de contractilité et, par suite, une diminution de la capacité de l'urètre. 2° Que la distension du canal dans sa portion pénienne peut, dans certains cas, entraîner la formation de tumeurs, de nodosités ou de gonflements inflammatoires dont on ne se rend pas raison, mais par rapport auxquels l'expérience s'est prononcée. J'ai vu, en effet, ces sortes d'accidents produits par l'arrêt des calculs ou des fragments de pierre dans la partie mobile de l'urètre. Plusieurs exemples sont relatés dans mon *Traité pratique de la lithotritie;* j'en ai observé de même à la suite de l'emploi des bougies molles, chez des malades qui n'avaient été soumis ni à l'urétrotomie, ni à la lacération; on les voit plus fréquemment encore lorsqu'on dilate brusquement et avec force les coarctations dures. Le rapprochement de ces faits divers suffit pour tenir le chirurgien en garde contre l'usage de la force, dans l'introduction des bougies, destinées à compléter la guérison, après l'urétrotomie.

§ **VI.** *Accidents de l'urétrotomie de dedans en dehors.*

Je dois maintenant appeler l'attention sur les suites que l'opération peut entraîner, alors même qu'elle est convenablement exécutée ; j'y suis d'autant plus porté que des circonstances encore peu étudiées ont déjà donné lieu à de fausses interprétations.

On sait que l'introduction d'un instrument quelconque dans l'urètre peut occasionner une série d'accidents, qui se présentent même trop souvent pour que j'aie besoin d'en faire ici l'énumération. Ils ne sont toutefois ni constants, ni réguliers ; ils surviennent au moment où l'on s'y attendait le moins, tandis qu'on ne les observe pas dans des cas où tout portait à croire qu'on devait les redouter. Sous ce rapport la pratique offre tant d'anomalies qu'on ne peut d'avance rien établir de positif.

La même chose a lieu pour l'urétrotomie. Ce n'est pas sans quelque surprise qu'on entend des hommes sérieux dire qu'il n'y à rien a craindre de l'incision des rétrécissements urétraux ; car des faits, tirés de la pratique de ceux-là mêmes qui ont formulé cette déclaration de la manière la plus explicite, témoignent hautement que l'urétrotomie peut entraîner des accidents, dont quelques uns ne manquent pas de gravité. Il faut seulement distinguer ceux qui sont inhérents à l'opération de ceux qui lui sont communs avec les autres méthodes de traitement, et ceux qui appartiennent plus particulièrement au chirurgien ou à la manière de procéder. C'est pour n'avoir pas établi ces distinctions nécessaires qu'on a émis des opinions controversables et même erronées.

1º *Hémorrhagie.* — Les anciens ne redoutaient pas l'hémorrhagie en ponctionnant les coarctations urétrales. Ce n'est pas non plus de cet accident que les modernes se sont surtout préoccupés. Toutefois, si une bougie ou une sonde introduite avec précaution dans l'urètre, si une cautérisation faite avec tous les soins nécessaires, donnent lieu quelquefois à un écoulement de sang assez abondant pour constituer une véritable hémorrhagie, il est évident qu'un instrument tranchant, destiné à produire une solution de continuité plus ou moins étendue, peut amener le même résultat. L'expérience a effectivement constaté déjà le fait.

Plusieurs des malades de M. Reybard ont rendu beaucoup de sang par l'urètre, et il s'en est insinué aussi une certaine quantité dans la vessie.

Chez mes opérés, il n'est rien survenu de grave, sous ce rapport, alors même que j'avais fait des incisions longues et profondes. J'ai observé seulement qu'au méat urinaire il s'écoule plus de sang que de la partie pénienne du canal, surtout quand la nodosité est fort dure. Des quatre malades que j'ai urétrotomisés profondément, sous l'arcade pubienne, deux ont perdu une certaine quantité de sang, pas assez toutefois pour que l'art ait dû intervenir.

Ainsi, l'écoulement sanguin provoqué par l'urétrotomie, telle qu'on doit la comprendre, c'est-à-dire par une section qui divise profondément les parties indurées, n'a pas en général de conséquences graves. Si le contraire s'est présenté quelquefois dans la pratique de quelques chirurgiens, s'ils ont eu de véritables hémorrhagies, c'est qu'ils avaient probablement outrepassé, en opérant, les limites des tissus malades.

Quoi qu'il en soit, au reste, si l'intervention de l'art devenait nécessaire pour arrêter le sang, il suffirait d'introduire dans le canal une grosse sonde flexible. Le but devrait être alors d'empêcher le liquide de pénétrer dans la vessie, du moins en quantité considérable. On ferait aussi des applications froides et prolongées à l'extérieur du canal. Ce moyen m'a complétement réussi dans un cas où l'introduction d'une bougie avait déterminé un écoulement de sang très abondant, qui se reproduisit même plusieurs fois à de courts intervalles, au point que le malade éprouva plusieurs syncopes. C'est le fait le plus extraordinaire que j'aie observé dans ma longue pratique. Je m'étais servi, suivant l'usage, d'une bougie de cire molle, dont l'introduction n'avait rien offert de particulier ; nous étions vers le milieu du traitement ; il s'agissait d'une coarctation dont la dureté exigeait, pour faire passer la bougie, une certaine force, insuffisante toutefois pour déterminer celle-ci à se ployer. Jusque-là on n'avait rien vu d'insolite. Tout à coup cette effrayante hémorrhagie éclata sans qu'on pût en découvrir la cause. Après quelques jours de repos, le traitement fut repris et continué par les mêmes moyens, et sans nulle entrave.

On conçoit que si, dans tous ces cas d'hémorrhagie urétrale, on suivait le conseil qui a été donné de recourir à la compression, sans commencer par introduire une grosse sonde, on refoulerait le sang dans la vessie, où il pourrait s'accumuler en quantité suffisante pour entraîner des conséquences fâcheuses. M. Reybard s'est servi de dilatateurs à air ou à mercure, qui exercent sur la surface interne du canal une compression assez forte pour arrêter le sang.

2° *Douleur.* La douleur inhérente à l'urétrotomie bien faite est généralement moindre qu'on ne le croirait. En ce qui concerne la division du méat urinaire, la pratique avait rendu le fait d'une complète évidence pour moi. Relativement aux coarctations calleuses, et en quelque sorte squirrheuses de la partie mobile de la verge, plusieurs des malades auxquels j'ai pratiqué la section des tissus m'ont déclaré avoir moins souffert que quand on leur introduisait avec force une sonde ou une bougie qui distendait le point rétréci. C'est là ce qu'on observe le plus communément. Il paraît toutefois qu'il y a des exceptions. On parle d'un malade chez lequel on fut obligé de renoncer à la *scarification* qui était fort douloureuse. J'ai entendu quelques chirurgiens faire un tableau effrayant des souffrances que certains sujets avaient éprouvées. On doit rechercher la cause de ces différences. Ce sera d'ailleurs une nouvelle occasion de rappeler des particularités de la pratique, dont on ne paraît pas se préoccuper, bien qu'elles aient une grande influence.

D'après ce que j'ai observé récemment dans la partie mobile et à la courbure de l'urètre, et en rapprochant ces faits des nombreuses opérations que j'ai pratiquées au méat urinaire, il me paraît démontré que les souffrances vives qu'on a remarquées sous l'influence de l'urétrotomie, dépendaient les unes de circonstances étrangères à la méthode, et les autres de la manière d'opérer.

Qu'on ne perde pas de vue que ce qu'il y a de fatigant pour les malades, surtout quand on opère d'emblée, ce sont les apprêts, les explorations nécessaires pour déterminer la situation du point rétréci, sa forme, son étendue, et la position de son orifice : ce qui leur cause réellement des souffrances, ce sont les manœuvres brusques, saccadées, empreintes de violence ; c'est l'emploi d'instruments trop volumineux pour traverser le point rétréci sans une grande pression ; ce sont les tâtonnements prolongés. Or, rien n'est plus facile que d'affranchir l'opération de ce déplorable cortége. Je dirai plus, c'est un devoir pour le praticien d'y soustraire le malade.

On ne saurait trop le redire, il en est pour l'urétrotomie comme pour la plupart des opérations délicates qui se pratiquent dans l'urètre ; si l'on opérait d'emblée, à la première visite, le malade souffrirait énormément, et il y aurait presque toujours une réaction si considérable, que les suites en pourraient être à craindre. Mais, lorsqu'on exécute l'urétrotomie, on a déjà commencé à dilater la coarctation ; des bougies ou des sondes ont été introduites, et l'on sait qu'elles ont pour effet constant de diminuer ou de modifier la sensibilité du canal au point que leur introduction et leur séjour finissent par ne plus causer de douleur.

Un praticien attentif s'apercevant qu'il va être dans l'obligation de recourir à l'instrument tranchant, n'attendra pas le jour de l'opération pour faire les explorations nécessaires. S'il s'est servi de bougies molles, à l'effet de dilater, ce qui est toujours préférable, les empreintes qu'il aura obtenues, pour ainsi dire chaque jour, rendront inutiles la plupart de ces explorations. En tous les cas, le traitement préalable aura déjà placé le canal dans des conditions telles qu'on pourra y manœuvrer à son aise et sans produire de douleurs.

Une autre précaution que je n'hésite pas à conseiller, d'abord parce qu'elle m'a parfaitement réussi pour le débridement du méat urinaire, ensuite parce que je l'ai déjà utilement employée dans les cas de rétrécissements plus profonds, c'est de faire l'opération sans en prévenir le malade, et rien n'est plus facile, au moins pour la première séance. La lame des urétrotomes n'apparaît point au-dehors ; on introduit ces instruments à titre de moyen d'exploration, puis dès qu'on a acquis tous les renseignements nécessaires, on les arme, et on fait la section. Par là, on évite les inquiétudes inséparables de l'attente d'une opération.

3° *Accès de fièvre.* Dans un cas rapporté par M. Reybard, l'incision d'un rétrécissement, situé à l'entrée de l'urètre, fut suivie de plusieurs accidents, hémorrhagie, inflammation locale et écoulement abondant, auxquels se joignit une fièvre quotidienne qui dura plus de vingt jours, malgré les fébrifuges. Chez d'autres malades que ce chirurgien a opérés sous nos yeux, il s'est déclaré aussi une fièvre qui a duré plusieurs jours. J'ai également observé quelques accès fébriles à la suite de mes opérations, quoique j'eusse agi avec une prudence extrême. Mais ici, comme dans les autres méthodes de traitement, ces accès n'ont point eu de gravité, du moins dans les cas que j'ai observés, et ils ne m'ont rien offert de particulier. Toujours la fièvre a cessé en peu de temps, sans que l'art intervînt. On parle de cas exceptionnels ; mais les détails manquent. Ce qu'il y a de certain, c'est que les accès de fièvre, quand ils sont intenses et se reproduisent plusieurs fois, s'accompagnent d'un trouble plus ou moins marqué des principales fonctions. On n'a malheureusement que trop d'occasions de s'en convaincre, dans le traitement des maladies des voies urinaires, spécialement celles de l'urètre.

Quant aux accidents qu'il me reste à faire connaître, ils résultent de l'incision d'une manière plus directe, et ceux d'entre eux qui peuvent être la conséquence de l'emploi d'autres moyens présentent ici des particularités.

4° *Ecchymoses.* Il n'est pas rare de voir, à la suite de l'urétrotomie, des ecchymoses survenir au prépuce et au scrotum. L'un des malades opérés sous mes yeux par M. Reybard, et plusieurs de ceux que j'ai traités dans les premiers temps, en ont présenté de fort étendues. Dans un cas même, il s'y joignit un érysipèle circonscrit au périnée; mais il me parut dépendre spécialement d'hémorrhoïdes enflammées; une phlegmasie au pourtour de l'anus existait chez lui avant l'incision du rétrécissement.

Je n'ai pas observé ces ecchymoses chez mes derniers opérés, bien que j'aie procédé de la même manière à leur égard, et que j'aie fait à plusieurs d'entre eux des incisions profondes et répétées. J'ai inutilement cherché à me rendre compte de cette différence.

5° *Tuméfaction et inflammation locales avec ou sans écoulement.* Chez un homme dont parle M. Béniqué, la scarification de l'urètre fut immédiatement suivie d'un gonflement considérable de la verge, qui ne se dissipa qu'au bout de trois semaines. Chez un autre, cité par M. Reybard, la division d'un rétrécissement, situé à l'orifice externe, entraîna une inflammation, avec écoulement abondant, fièvre, etc., et l'auteur dit avoir vu deux fois survenir l'inflammation de l'urètre. Mais on doit tenir compte de quelques circonstances qui ont pu entrer pour beaucoup dans la production de l'accident à l'égard duquel, d'ailleurs, on ne s'est pas expliqué avec assez de précision pour que nous soyons parfaitement fixé. Dans l'un des cas cités, l'incision avait été trop profonde, et le malade perdit beaucoup de sang. Pour arrêter l'hémorrhagie et aussi pour écarter les lèvres de la plaie, on fit usage d'un dilatateur à mercure. Dès le lendemain, on introduisit, soir et matin, cet instrument, et le malade se servait, en outre, d'une bougie à ventre; ce fut le troisième jour que l'inflammation se déclara.

Ces introductions répétées et plus ou moins forcées d'instruments après l'urétrotomie, peuvent entraîner divers accidents, et celui-ci est du nombre. C'est une remarque que M. Reybard avait faite, et dont j'ai eu souvent occasion de constater l'exactitude.

Cependant, on ne saurait contester que, par le fait seul de l'urétrotomie profonde, il ne puisse survenir, dans le voisinage de la plaie, des changements qu'on n'a point assez étudiés, et qui méritent toute l'attention des observateurs.

Tantôt les phénomènes qu'on observe sont la conséquence d'une infiltration urineuse, et tantôt ils résultent de la manœuvre elle-même, soit qu'on incise, soit qu'on dilate, qu'on allonge, qu'on tourmente les tissus malades.

Examinons d'abord cette deuxième série de cas.

1° Dans les nombreuses opérations que j'ai pratiquées au méat et à la fosse naviculaire, j'ai très rarement observé des accidents inflammatoires quand la division des tissus malades était complète ; mais lorsque l'incision était insuffisante, que les moyens dilatants produisaient de la douleur, le gland devenait rouge, dur, tuméfié, douloureux ; dans un cas il s'y est joint une œdématie du prépuce si considérable qu'on avait de la peine à découvrir l'orifice de l'urètre. Chez un autre malade, dit M. Reybard, la tuméfaction était aussi énorme et compliquée d'ecchymoses. Dans ma pratique, ces gonflements inflammatoires de l'extrémité du pénis n'ont jamais présenté de gravité. Quelques applications sédatives et résolutives ont suffi pour opérer le dégorgement : et, au bout de quelques jours, j'ai repris le traitement par la dilatation.

2° A la partie pénienne de l'urètre, les choses ne se passent pas toujours d'une manière aussi régulièrement satisfaisante. J'ai indiqué, en exposant le procédé opératoire, les nodosités, les viroles que forment les coarctations dans cette partie du canal, et l'influence qu'elles exercent sur la manœuvre. Il n'est pas rare de voir, après l'opération, ces nodosités se tuméfier. Ordinairement il s'agit d'un gonflement peu développé, très circonscrit et qui cesse en peu de jours, sans l'intervention de l'art. Mais, chez quelques sujets, le gonflement persiste et passe à l'état chronique, d'où résulte une nodosité plus considérable qu'avant l'opération, et produisant une déformation du pénis dans l'état d'érection. Je l'ai observée chez un des malades de M. Reybard et deux des miens. Quelques personnes se sont fortement préoccupées de cet accident qui persiste quelquefois assez longtemps. Il est bien évident que si l'incurvation de la verge était une conséquence ordinaire et durable de l'urétrotomie, il faudrait en tenir sérieusement compte, surtout chez un jeune homme, car elle apporterait des difficultés dans l'exercice des fonctions de relation. Mais le fait est rare et l'expérience tend à prouver que cette incurvation diminue à mesure qu'on s'éloigne de l'époque du traitement.

3° A la partie profonde de l'urètre, où les coarctations ne sont pas accompagnées de ces nodosités, de ces viroles qu'il n'est pas rare de trouver à la partie antérieure, je n'ai pas observé, après l'opération, les gonflements circonscrits dont je viens de parler. S'il en existe, ils ne sont pas appréciables par nos moyens d'exploration.

6° *Infiltration d'urine.* Qu'en agissant d'avant en arrière, on se soit ou non écarté de la bonne voie; qu'on ait opéré d'arrière en avant et alors même que l'incision n'a pas dépassé les limites du mal, l'urétrotomie peut être suivie d'infiltration d'urine. On en cite quelques exemples : je l'ai observée dans trois cas, dont deux se sont terminés par abcès, et le troisième par résolution. Chez l'un de ces malades, l'épanchement fut circonscrit à une nodosité préexistante qui s'est tuméfiée et ramollie. J'ai fait en temps utile, c'est-à-dire avant la mortification des tissus, une incision longue et profonde, mais sans pénétrer jusqu'à l'urètre, et la guérison a été prompte et complète. Chez l'autre, l'infiltration s'est étendue et a gagné la racine de la verge et le pubis ; il en est résulté une induration, un gonflement considérables, et par suite une suppuration abondante, que très probablement on aurait prévenue à l'aide d'une ou de plusieurs incisions, si la pusillanimité du malade avait permis d'y recourir en temps opportun. Dans l'espoir de borner l'infiltration urineuse, je plaçai une sonde à demeure dans l'urètre : elle ne produisit pas l'effet que j'en attendais, ce ne fut même qu'après le retrait de la sonde que l'amélioration commença, mais elle ne se soutint pas.

A côté de ces faits, je devrais peut-être en placer d'autres, par exemple plusieurs des cas dont je viens de parler et dans lesquels la partie incisée du canal est devenue le siége d'un gonflement inflammatoire, circonscrit et terminé

soit par résolution, soit par de petites collections purulentes. Je ne saurais affirmer que le contact de l'urine avec
la surface de la plaie n'est pour rien dans cette tuméfaction
et qu'elle dépend exclusivement de la solution de continuité,
comme on l'a dit. D'un autre côté, j'ai relaté dans mon
Traité pratique une série de cas analogues à ceux dont je
viens de parler, et dans lesquels des tumeurs, ayant tous les
caractères de celles qu'on appelle urineuses, s'étaient déve-
loppées sur le trajet de l'urètre, dans le tissu cellulaire voisin, par suite d'un état phlegmasique du canal, ou du passage d'une bougie molle, incapable de produire ni lésion,
ni surdistension. C'est pour n'avoir pas assez étudié ces cas,
d'ailleurs pleins d'intérêt, qu'on a émis des opinions hasar-
dées, eu égard à ce qui revient à l'urétrotomie, dans la
production de ces phénomènes.

Quant à l'écoulement urétral, il est moindre qu'on ne le
croirait, d'après ce qui a lieu dans les autres modes de traitement. On avait déjà fait cette remarque, dont j'ai été plusieurs fois à même de vérifier la justesse. Ce n'est pas là une
des moindres anomalies qu'on observe à la suite de l'urétrotomie. Il est même difficile de comprendre qu'une plaie
aussi étendue, irritée, tourmentée par le passage répété des
sondes, des bougies, des dilatateurs de toute espèce et souvent d'un volume considérable, ne soit pas accompagnée
d'une suppuration abondante, surtout dans un canal où les
écoulements sont si copieux. Cependant le fait est incontes-
table; il y a toutefois des exceptions : j'ai vu un cas dans lequel
un écoulement opiniâtre a exigé un traitement de deux mois.

7° *Fausses routes*. On sait que des fausses routes ont été
plus d'une fois le résultat de la cautérisation et surtout du
cathétérisme. La méthode des grandes incisions serait-elle à
l'abri de cet accident? J'ai dit que, dans un cas dont j'avais
été témoin, on avait observé, après l'urétrotomie d'arrière
en avant, non une fausse route, mais une excavation urétrale, correspondant à l'angle postérieur de la plaie, et qui
sembla être la conséquence de l'introduction des grosses
sondes plutôt que de l'action de l'instrument tranchant. Il

paraît que ce n'est pas la seule fois qu'on ait observé ces sortes d'excavations, d'agrandissements partiels de la cavité de l'urètre, à la suite de l'urétrotomie. C'est donc un accident contre lequel il faut se mettre en garde. Quoi qu'il en soit, il n'est pas démontré qu'on puisse faire fausse route avec l'instrument qui agit d'arrière en avant.

Quand on incise d'avant en arrière, ainsi qu'on l'a proposé et qu'on l'exécute encore quelquefois, les fausses routes sont à craindre, soit qu'on opère sans guide, soit qu'on emploie un appareil muni d'une tige conductrice. En effet, si l'on opère sans guide on a tout à redouter, et M. Velpeau a eu raison de dire « quelque adresse qu'on y mette, l'onglet tranchant de Dorner, de Physick, s'engagera plus souvent dans l'épaisseur du canal que dans le centre même de l'obstacle. » Dans l'autre procédé, le stylet conducteur pénètre avec beaucoup de peine dans la partie rétrécie, spécialement sous l'arcade pubienne. Sans être très maladroit, quoi qu'en disent les partisans de cette méthode, on peut pousser l'instrument avec un peu plus de force qu'il ne faut; le stylet, s'il est flexible, au lieu de pénétrer, se courbe, se ploie. Qu'on vienne à croire alors le stylet engagé, on poussera la lame, qui, étant dépourvue de conducteur, pourra ne pas suivre la voie normale. J'ai des motifs de penser que la chose est arrivée plus d'une fois. On nous dit bien que c'est *là une affaire de bons sens, qu'il ne faut pas manquer de ce tact sans lequel on ne fait rien de bon et quelquefois on fait beaucoup de mal; que, pour faire fausse route, il faudrait employer une force extrême, et que l'instrument ne pourrait nuire qu'autant qu'on lui donnerait une mauvaise direction, etc.* Malgré toutes ces assurances, je n'en suis pas moins convaincu que l'urétrotomie d'avant en arrière, spécialement sous l'arcade pubienne, est une opération semée d'écueils, surtout parce qu'il est fort difficile d'acquérir la certitude que le stylet conducteur précède régulièrement et dirige sûrement la lame tranchante.

Ajoutons qu'il n'est pas aussi facile qu'on paraît le croire de savoir si le stylet s'engage; car un appareil compliqué ne permet pas , comme une simple sonde, d'arriver à rien de positif sous ce rapport. S'il est rigide , il peut se casser, événement qui semble avoir eu lieu quand on se servait de stylets en baleine. S'il est métallique, sa ténuité lui permet de s'écarter lui-même de la bonne voie , de sorte qu'au lieu de mettre à l'abri des fausses routes, il en fasse pratiquer une à coup sûr. Même, à la région pénienne de l'urètre , où l'on peut appeler le palper à son secours, quand on pousse un stylet dans un rétrécissement long, dur et calleux, on doit craindre qu'il ne s'égare , tant que son extrémité n'est point parvenue au-delà du point rétréci. Il faut avoir opéré soi-même pour comprendre tout ce qu'il y a d'incertain et d'aventureux dans cette manœuvre.

8º *Inflammations et abcès en diverses parties du corps.* J'ai consacré un chapitre entier de mon *Traité pratique* à passer en revue une série de désordres qui peuvent survenir pendant le traitement des maladies de l'urètre et dont on s'était à peine occupé jusqu'ici. Je veux dire l'inflammation et les abcès qui se développent en diverses régions du corps, et qui ont des caractères spéciaux. J'ai observé cet accident chez l'un des malades qui avait été soumis à l'urétrotomie. Est-il nécessaire de faire remarquer qu'il peut survenir, à la suite de cette opération , aussi bien qu'après les autres méthodes de traitement des coarctations urétrales, des orchites, des épididymites , des éruptions à la face, spécialement aux lèvres , etc. ?

9º *Morts.* Les opérations les plus simples peuvent être suivies de la mort , sans même qu'il soit donné de suivre la filiation des phénomènes morbides qu'on observe avant cette funeste terminaison. Le fait n'est même pas très rare , en ce qui concerne l'urètre ; car on a vu la mort survenir en peu d'instants, à la suite de l'introduction d'une sonde, bien que l'opération eût été exécutée d'une manière en tous points conforme aux règles de l'art. Il n'est donc pas surprenant que l'urétrotomie soit susceptible d'entraîner la même conséquence. Il s'en est produit à Paris, dans ces derniers temps, quelques exemples , de deux desquels j'ai eu connaissance, l'un à l'hôpital du Midi, chez un homme de cinquante-huit ans. L'urètre était fortement rétréci, et pour ainsi dire oblitéré; l'urine sortait par des fistules périnéales. Une ponction dans l'urètre, d'avant en arrière, rétablit momentanément le cours de l'urine par le canal. Le malade sortit de l'hospice pour y rentrer quelques mois après. Le rétrécissement s'était reproduit. On eut recours à la dilatation d'abord, et puis à la scarification. Celle-ci fut pratiquée sans de grandes difficultés, mais le malade parut souffrir beaucoup, et au bout de quelques heures, il fut pris d'un violent frisson, auquel succéda une forte chaleur, et ce fut pendant cette période de réaction qu'il fut subitement pris de suffocation et qu'il mourut *comme une personne étouffée*. Je donnerai, pour ce qui concerne l'urètre, la relation de l'autopsie telle qu'elle m'a été communiquée. « La muqueuse urétrale et les tissus qui la doublent étaient parfaitement sains, à partir du méat urinaire et dans l'étendue de 13 centimètres. Vers la région membraneuse existait le rétrécissement, de 2 centimètres 1/2 de long. On voyait un tissu blanchâtre, pâle, d'une consistance presque fibro-cartilagineuse, non extensible, raboteuse au toucher, criant sous le scalpel. Le diamètre du canal en cet endroit était aussi grand que dans les autres points, ce qui semblait résulter des deux incisions qui avaient été pratiquées et qui avaient à peu près 8 lignes de longueur. Au lieu de la membrane muqueuse, qui était détruite, on voyait un tissu inodulaire formé de fibres entrecroisées en tous sens. L'épaisseur des parois du canal, plus prononcée à droite qu'à gauche, était de 2 à 3 millimètres. En avant, il n'y avait pas de ligne de démarcation manifeste entre les tissus malades et ceux qui ne l'étaient pas; il n'en était pas de même en arrière. »

Le plus remarquable de ces faits s'est passé sous nos yeux en 1845. Il me paraît utile de l'exposer avec détail. Le malade avait trois rétrécissements, dont deux situés à peu de distance l'un de l'autre, près du méat urinaire. Ces deux coarctations furent divisées d'un seul coup, par le procédé d'arrière en avant, avec un urétrotome à lame unique, dirigée vers la face inférieure. Nul accident immédiat n'eut lieu, quoique le sujet fût très irritable et d'une santé peu satisfaisante ; l'écoulement de sang fut modéré. Il y eut ensuite quelques légers mouvements fébriles. On passa de grosses sondes en étain pour obtenir une large cicatrice ; mais, soit que le méat urinaire n'eût pas été divisé dans une étendue suffisante, soit que la rétraction eût été plus forte qu'on ne s'y attendait, le passage de ces sondes devint douloureux, difficile, et l'opérateur recommença le débridement du méat, après quoi il continua la dilatation. Au bout de quelques jours, le malade fut de nouveau remis sous nos yeux, et nous ne remarquâmes en lui aucun indice propre à faire soupçonner que son état fût aggravé. L'opérateur essaya de diviser le rétrécissement profond qui se trouvait placé près du bulbe, et qu'une sonde à olive traversait aisément. Cette opération fut faite d'arrière en avant, avec un instrument droit à deux lames. Le malade était debout, attitude dans laquelle on sait que le passage d'une sonde droite sous l'arcade pubienne présente des difficultés. On fit plusieurs tentatives inutiles, et même l'instrument ne pénétra pas aussi avant qu'on l'eût désiré. On pensa, et l'opérateur partagea cet avis, que les lames de l'urétrotome avaient intéressé seulement l'orifice antérieur du rétrécissement, si même la division ne fut pas faite en entier au-devant de ce point. Quoi qu'il en soit, après la section, on ne put passer un instrument plus gros que ceux qui pénétraient auparavant. Il n'y eut pas d'accidents immédiats, et le malade retourna chez lui. On nous dit qu'il n'éprouva rien dans la soirée ; mais le lendemain matin, pendant qu'on préparait une boisson qu'il avait demandée, il mourut subitement, quatorze ou quinze heures environ après l'opération. Je ne pus assister à l'ouverture du corps : on nous présenta la vessie et l'urètre, qui avaient été enlevés ensemble. Le canal fut ouvert d'avant en arrière, par son côté supérieur, et examiné avec le plus grand soin. On constata : 1° une division profonde du méat urinaire en bas, résultat de deux incisions, dont l'une avait été faite sous nos yeux , et l'autre en notre absence. Cette division était si profonde que la paroi inférieure de l'urètre se trouvait fendue, derrière le gland, jusqu'aux téguments. Ceux-ci enlevés, on découvrit une ouverture assez grande pour admettre le bout du doigt. A 2 pouces 1/2 du méat urinaire, existait une déchirure large et profonde comprenant tout le pourtour du canal ; on eût dit qu'un emporte-pièce avait enlevé tout un segment des parois urétrales. Au-devant du bulbe était une autre déchirure, moins large, moins profonde et partielle. Plus en arrière, et un peu au-devant de l'obstacle, on voyait les traces des deux incisions latérales, la gauche plus profonde que la droite. Entre les deux incisions, inférieurement, et au niveau du bulbe, il y avait une fausse route, par laquelle une très grosse sonde pénétrait dans le prolongement bulbaire. L'opérateur dit qu'elle avait été faite après la mort. A partir de l'orifice de la fausse route, jusqu'au méat, l'urètre était incisé dans toute son étendue. Nous avons eu à regretter que des scrupules de famille empêchassent d'examiner d'autres parties que les organes génitaux ; car l'autopsie complète aurait peut-être révélé une cause spéciale de la mort.

Cette pièce est d'un grand intérêt sous plusieurs rapports.

1° Ce qui frappe d'abord, c'est que deux incisions, pratiquées à la partie antérieure et inférieure de l'urètre, et divisant les parois de ce canal au point de s'étendre jusqu'aux téguments, ne furent suivies, dans l'espace de quinze jours, ni d'infiltration d'urine, ni d'inflammation. Bien qu'on eût journellement introduit de grosses sondes, pour empêcher les lèvres de la plaie de se rapprocher, il n'y avait aucune trace de désordre dans toute la partie divisée par l'instrument tranchant : seulement la membrane muqueuse n'était pas encore parfaitement rétablie. La plaie de la partie profonde de l'urètre ne présentait aucun caractère anormal ; là, non plus aucun vestige d'infiltration.

2° Une division des parois urétrales, aussi étendue et aussi profonde, aurait pu faire craindre une hémorrhagie formidable, si l'on eût jugé surtout d'après ce qui arrive à la suite de l'introduction des sondes et de la cautérisation : cependant il ne s'écoula que très peu de sang.

Ainsi, pas d'hémorrhagie, pas d'infiltration d'urine, pas d'inflammation, pas de désordres à la surface urétrale, au moins du fait de l'incision, et si l'on excepte la division des tissus opérée par l'instrument tranchant.

Somme totale, ce fait, loin de prouver contre les grandes incisions tend, au contraire, à encourager dans cette voie, et à rassurer les esprits timorés. Et je ne fus pas le seul à penser ainsi après l'inspection de la pièce anatomique; mon opinion fut aussi celle d'autres confrères chargés de l'examiner. Mais il ne faut pas se le dissimuler, deux morts sur un petit nombre d'opérés, dans un court espace de temps, ont produit une impression profonde, et il n'a rien moins fallu pour me faire revenir moi-même de cette impression que des expériences multipliées, qu'une appréciation rigoureuse des circonstances propres à rendre compte de ces malheurs, et, jusqu'à un certain point, à en décharger l'opération. Or, je comprends sans peine que ceux qui ne se sont pas livrés à un pareil travail reculent devant de tels événements.

D'un autre côté, ce résultat doit imposer une grande réserve à ceux qui seraient tentés de recourir à l'urétrotomie sans s'entourer de toutes les précautions nécessaires.

§ VII. *Appréciation de l'urétrotomie de dedans en dehors.*

Après ces développements que l'importance du sujet ne m'a pas permis d'abréger, je passe à l'appréciation de l'urétrotomie de dedans en dehors, autant du moins que l'état actuel de la science permet de le faire, et sans me dissimuler qu'il est toujours difficile de juger une méthode nouvelle de traiter les coarctations urétrales. En preuve, je n'aurais qu'à rappeler les opinions erronées que des hommes très haut placés dans la science ont successivement émises sur la valeur de moyens en apparence les plus faciles à apprécier. Les difficultés tiennent au sujet lui-même, à la manière dont il est envisagé, et en partie aussi aux chirurgiens qui proposent ou appliquent les méthodes nouvelles, enfin aux malades sur lesquels on en fait l'application.

1°Peu de maladies ont en apparence une marche plus simple et un traitement plus régulier que celles dont je m'occupe. Mais, en réalité, peu sont plus variables dans leur course, leurs symptômes et les moyens curatifs qu'elles réclament. D'un autre côté, le mode trop généralement adopté, soit pour l'étude de l'état maladif, soit pour l'appréciation des moyens de traitement, n'est pas exempt de reproches, alors même qu'on se tient dans les bornes de la science. J'ai démontré ailleurs, et les faits relatés dans ce mémoire le prouvent surabondamment, que beaucoup d'erreurs ne reconnaissent pas d'autre cause.

2° On n'est malheureusement que trop en droit de le dire, tous les chirurgiens qui se livrent à l'étude des maladies de l'urètre, non seulement ne procèdent pas d'une manière irréprochable, mais encore laissent entrevoir que le progrès de l'art n'est pas le but dominant de leurs vœux. Quelques uns marchent à découvert, et rien n'est plus facile que de les apprécier ; mais d'autres marient avec tant d'art et le but secret de leurs efforts et une allure scientifique affectée, qu'on a beaucoup de peine à faire la part de chacune des deux tendances.

3° Sans nous arrêter à l'espèce d'industrialisme qui menace de faire irruption, surtout dans cette branche de la chi-rurgie, nous avons d'autres écueils encore à signaler. L'un des plus dangereux est l'abus sans cesse croissant des faits pratiques, invoqués à l'appui des opinions qu'on avance. La méthode dont on veut établir la suprématie a beau être aventureuse, difficile, peu rationnelle, même plus ou moins excentrique, on allègue une foule de faits qui attestent des succès prodigieux. S'agit-il de la cautérisation plus ou moins modifiée, de la résection, de la ponction, etc., partout on cite des succès en masse. A-t-on fait usage d'un porte-caustique *antérograde* ou *rétrograde*, d'instruments dilacérants d'avant en arrière ou de dedans en dehors? A-t-on préféré tel *sarcotome* ou tel *entome* à tel autre? a-t-on *déplissé* ou *dé-*

chiré une bride, un repli valvulaire, en procédant d'arrière
en avant, ou d'avant en arrière ? a-t-on fait des mouchetures,
des saignées locales, des incisions superficielles ou profondes ?
a-t-on procédé avec lenteur ou avec violence ? a-t-on *exco-
rié*, *ruginé* des coarctations résistantes ? a-t-on, dans certains
cas embarrassants, employé des *bougies tortillées* ou *en spirale*, des sondes *crochues* ou *coudées*, des sondes trois-
quarts, etc. ? partout et toujours des succès éclatants et nombreux, alors que tout autre moyen s'était montré impuis-
sant, et que tout autre chirurgien n'avait pu réussir.
Écoutons celui de nos confrères à qui les ressources extraordinaires semblent n'avoir jamais fait défaut ; il nous dira sans
hésiter : « Comment s'est-il fait que j'aie réussi alors que
» d'autres avaient échoué ? Uniquement grâce à l'instrument
» dont j'ai fait usage. » Mais, n'oublions pas non plus d'ajouter que l'instrument qu'il indique est dans les mains de tous
les chirurgiens.

Je veux bien qu'il n'y ait là qu'une illusion sur la valeur
réelle des choses, et que le besoin naturel à l'homme de
mettre en évidence ce qu'il croit être utile ait fait le reste.
Mais cette marche n'en est pas moins déplorable ; et, si l'on
n'y prend garde, la science finira par s'encombrer de maté-
riaux, la plupart sans valeur, dont le triage présentera tant
de difficultés qu'on sera obligé de les mettre tous de côté ;
car, les faits eussent-ils même été reproduits avec une en-
tière sincérité, on voit partout manquer ces distinctions d'espèces, de variétés, de développements de la maladie sans lesquelles il n'y a pas moyen d'apprécier sûrement l'effet des
agents curatifs. Et qu'on le note bien, tout en accordant la
sincérité des narrateurs, on ne peut pas toujours admettre la
valeur et même la véracité des faits dont on se montre si pro-
digue. Comment, en effet, les choses se passent-elles, du
moins le plus ordinairement ? Un malade attaqué de rétrécissement, s'adresse à un praticien : celui-ci le soumet au
traitement pour lequel il a de la prédilection. Au bout de
quelque temps survient une amélioration dont le malade est
ou paraît être satisfait, et le chirurgien qui cesse de le voir,

le croit guéri ; puis il enregistre le fait comme une preuve de plus en faveur de sa méthode. Cependant, les accidents renaissent ; le malade passe en d'autres mains où la même scène se répète, et ainsi de suite, deux, trois ou un plus grand nombre de fois. J'ai vu tel malade affecté d'opiniâtres rétrécissements contre lesquels plusieurs mois d'un traitement énergique ont été nécessaires, qui avait été déclaré guéri par les procédés que préconisent quelques uns des chirurgiens auxquels je fais allusion.

4° Toute appréciation d'une méthode chirurgicale réclame des conditions qu'on paraît avoir négligées dans cette circonstance : c'est de ne pas la confondre avec d'autres méthodes analogues, et de spécifier les cas dans lesquels elle doit être appliquée.

En diverses circonstances, je me suis élevé, non pas, comme on l'a prétendu, contre l'urétrotomie elle-même, mais contre l'extension illimitée et abusive qu'on voulait lui donner, et surtout contre les résultats fabuleux qu'on disait en obtenir. Il n'a jamais pu entrer dans ma pensée de la proscrire en bloc, puisque, depuis le commencement de ma pratique, qui remonte à 1823, j'ai toujours traité par l'urétrotomie, en faisant des incisions profondes, et avec le plus grand succès, les coarctations situées, soit au méat urinaire, soit dans le voisinage de la fosse naviculaire.

D'un autre côté, ayant essayé les scarifications ou incisions superficielles contre les rétrécissements non dilatables de la partie mobile de l'urètre, et n'en ayant rien obtenu qui pût me satisfaire complétement, j'ai dû le dire, et je l'ai dit en effet. Mais il ne s'agissait alors que des mouchetures qu'on vantait à outrance, et non des grandes incisions qui n'étaient point encore en usage. Or, ce que j'ai dit des mouchetures, des saignées urétrales, des petites incisions, dans les cas que j'ai eu soin de bien distinguer, je le maintiens encore ; et je n'ai pas trouvé de contradiction sérieuse. Ce qu'on a dit depuis contre mon opinion, ni les quelques faits dont on s'est appuyé pour la combattre, n'ont point changé mes convictions.

En effet, si l'on prend la peine d'examiner les faits allégués en faveur de la méthode des scarifications, on voit 1° qu'on n'a déterminé, dans les cas où elles ont été mises en usage, ni l'espèce, ni la nature de la coarctation ; 2° qu'au lieu de n'appliquer la méthode qu'aux cas où elle est réellement indiquée, on y a eu recours dans d'autres circonstances, et qu'alors le résultat ne saurait avoir la même valeur, puisque la guérison aurait pu être obtenue par d'autres moyens ; 3° qu'en outre, on a presque constamment fait intervenir les procédés de la dilatation, de sorte qu'il y a impossibilité de déterminer ce qui, dans le résultat obtenu, revient à l'urétrotomie superficielle et ce qu'on doit rapporter aux sondes et aux bougies.

Pour donner aux faits la valeur qu'on leur attribue, il fallait sortir du vague, et se placer dans les conditions que j'ai rigoureusement déterminées ; tandis qu'en procédant comme on l'a fait, on a obtenu pour unique résultat que les faits invoqués ne prouvent absolument rien, et que la question de l'efficacité des mouchetures n'a pas fait le moindre progrès vers une solution satisfaisante.

J'ajouterai qu'une simple amélioration dans la miction ne saurait suffire dans aucun cas pour motiver un jugement eu égard au procédé qui nous occupe. On paraît oublier, ce qui est pourtant de connaissance vulgaire, que la plupart des malades urinent mieux, que certains même urinent très bien après l'emploi temporaire des bougies, des sondes, du caustique, et que cette amélioration peut se soutenir quelque temps, sans qu'il y ait réellement guérison. La manière dont s'expriment les auteurs eux-mêmes est d'autant plus propre à inspirer la réserve, qu'on les sait très portés à l'enthousiasme et à l'exagération. Il nous disent effectivement qu'il y a *amélioration*, *que l'état est satisfaisant*, *que la dilatation se soutient, etc.* Si l'on voulait partir de là pour conclure qu'il y a guérison, on n'aurait qu'à se rappeler les mécomptes qu'entraîna la cautérisation de dedans en dehors, lorsqu'il y a quelques années elle fut rétablie en France, à l'imitation des Anglais.

5° Les partisans absolus de l'urétrotomie sont tombés dans les mêmes illusions qu'autrefois ceux de la cautérisation. Procédez comme nous, disent-ils, et vous réussirez ! Mais se décide-t-on à faire l'application de leurs préceptes, on voit que bien souvent ils ont pris pour point de départ des suppositions qu'ils ont considérées comme faits incontestables. Nous en aurons la preuve dans quelques unes de leurs assertions. Plusieurs d'entre eux admettent que, par l'emploi de la sonde exploratrice, ou d'autres moyens analogues qu'ils proposent, on acquiert des notions rigoureuses sur l'étendue, la dureté, l'épaisseur du rétrécissement, sur la portion de l'urètre spécialement affectée, et c'est d'après cela qu'ils calculent les chances de l'urétrotomie et qu'ils établissent la précision de leurs procédés. Mais ces notions n'existent que dans les livres. Au lit du malade, surtout si le cas est un peu grave, on n'obtient que des données souvent incertaines, qui suffisent bien lorsqu'on veut tenter d'introduire une sonde, une bougie, ou qu'on pratique toute opération n'exigeant pas davantage pour être faite, même utilement, mais qui n'ont plus ce caractère dès qu'il s'agit de porter le fer et les caustiques dans la région profonde de l'urètre. Je citerai un exemple : On nous présenta un homme chez lequel l'introduction dans le canal d'une grosse sonde cylindrique, en métal, avait fait supposer un reste de rétrécissement sous l'arcade pubienne, et qu'en conséquence on se proposait d'inciser devant nous. Une exploration minutieuse prouva aux assistants qu'il n'y avait pas de coarctation, et le sujet ne fut pas opéré. Combien sont nombreux ces cas dans lesquels d'infidèles moyens d'exploration adoptés sans examen, ou employés avec trop de confiance, ont fait supposer des rétrécissements là où il n'en existait réellement pas, ou fourni, pour ceux qui existaient, des notions inexactes, par suite desquelles on a pratiqué l'urétrotomie, là où elle était inutile, là où tout autre moyen aurait réussi ! Je ne saurais trop le répéter, dussé-je soulever de nouvelles récriminations, plusieurs des moyens curatifs nouveaux, qu'on nous vante tant, n'ont réussi que dans des circonstances de ce genre, c'est-à-dire lorsqu'il n'y avait que des coarctations imaginaires, ou bien quand il s'agissait de simples replis qu'on guérit par tout moyen quelconque.

A entendre les partisans de quelques uns des nouveaux procédés, on peut agir avec une précision rigoureuse ; on attaque le rétrécissement par l'incision de manière à ne pas dépasser la limite du point malade, sans pourtant rester en deçà ; de telle sorte qu'il ne serait pas permis de concevoir le moindre doute sur la sûreté et l'admirable infaillibilité du moyen. Mais après avoir lu les phrases écrites à ce sujet, si l'on interroge soi-même l'expérience, si seulement l'occasion se présente de voir les auteurs eux-mêmes à l'œuvre, on reconnaît bientôt l'erreur dans laquelle on tomberait en ajoutant candidement foi à tout ce que la presse publie. Je rappellerai, à ce sujet, ce que j'ai dit du conducteur annexé à l'instrument, avec lequel on incise d'avant en arrière ; l'introduction de ce conducteur dans le pertuis de la coarctation est donnée comme une chose facile. La théorie avait pris soin de disposer et de présenter avec tant d'art, soit l'appareil instrumental, soit le procédé opératoire, qu'on ne se doutait même pas que des difficultés pussent s'offrir dans l'application. Mais dès les premiers pas faits dans la voie de l'expérimentation, il a fallu reconnaître qu'ici encore on avait été dupe d'une illusion. Nous avons vu opérer ceux mêmes qui avaient formulé ces préceptes avec le plus de confiance, et le résultat n'a point été heureux. Ce n'est qu'à force de tâtonnements, et après des tentatives réitérées, que, dans des cas rares, le stylet conducteur a pu traverser le point rétréci, notamment sous l'arcade pubienne. Redisons-le, parce que cette vérité ne saurait trop s'inculquer dans les esprits, les difficultés sont si grandes, dans les cas graves, qu'on ne saurait conseiller une telle pratique.

6° Ce qui a beaucoup contribué à fausser l'opinion, c'est la prévention avec laquelle les partisans exclusifs de l'urétrotomie jugent les autres méthodes de traiter les coarctations urétrales. Afin de mieux préciser la position du problème, rappelons brièvement ce que l'expérience a démontré, sa-

voir, que sous le point de vue thérapeutique, les rétrécissements de l'urètre peuvent être divisés en deux catégories.
Dans les uns, les tissus ont subi une dégénérescence complète, la circulation s'y est faite à peine, la vitalité y est
presque éteinte ; ceux-là ne guérissent pas par la dilatation,
et la cautérisation, sur laquelle on avait fondé de si grandes
espérances, échoue également. Dans les autres, heureuse-
ment bien plus nombreux, l'élasticité et la souplesse des
tissus ont reçu de fortes atteintes, mais elles subsistent encore et peuvent être ramenées à leur type normal, ce qu'on
obtient par les procédés judicieusement combinés de la
dilatation lente et ménagée, temporaire ou permanente.

On sait encore que certains rétrécissements, comme ceux
qui dépendent d'une simple bride, peuvent être détruits en
quelques instants par tous les moyens quels qu'ils soient,
tandis que d'autres exigent des traitements particuliers.

Enfin, on sait que, suivant le siége qu'elles affectent, les
coarctations urétrales réclament des procédés spéciaux, et
cela dans des limites qui sont bien déterminées.

Dans ces vérités, bien et dûment acquises aujourd'hui à
la science, les partisans exclusifs de tel ou tel procédé ne
tiennent aucun compte, et appliquent constamment les
moyens de leur choix. On comprend sans peine combien les
résultats d'une telle pratique sont impropres à faire apprécier et la valeur, tant relative qu'absolue, de la méthode
qu'on veut faire adopter à l'exclusion de toutes les autres,
et l'impuissance de ces dernières.

Les praticiens les plus éminents de tous les pays reconnaissent que la dilatation, convenablement exercée, est la plus
efficace de toutes les méthodes, *dans la majorité des cas.*
Mais les partisans exclusifs de l'urétrotomie, tant par section que par lacération, nient que les tissus qui constituent
les rétrécissements puissent être ramenés à leurs conditions
normales par la dilatation, et prétendent que celle-ci a pour
effet unique de les affaiblir, de les aplatir, de les allonger,
de les tirailler. En face d'une pareille dénégation, que de-
viennent les témoignages des plus grands maîtres et les ré-

sultats de la pratique journalière? Ne pouvant revenir ici sur ce que j'ai longuement exposé dans le premier volume de mon *Traité pratique* , je me contenterai de présenter quelques remarques, touchant le mode d'action des sondes et des bougies généralement employées pour obtenir la dilatation, que ne connaissent pas assez ceux qui se montrent si prompts à proposer de nouveaux moyens. Aussi quand je lis, dans un ouvrage tout récemment publié, que la dilatation obtenue par l'emploi temporaire des sondes ne s'est pas maintenue, tandis qu'elle l'a fait après l'usage permanent des mêmes instruments, pendant quatre jours, je me vois obligé de penser, ou que l'auteur n'a pas employé convenablement les bougies, ou qu'il n'a pas bien observé ce qui s'est passé ; car le résultat dont il parle est diamétralement opposé à ce qu'on voit tous les jours.

Lorsque Ducamp voulut faire prévaloir la méthode de la cautérisation par un procédé présenté comme nouveau, mais qui remonte fort loin , puisqu'on trouve déjà le principal instrument indiqué dans Turquet de Mayerne, par exemple , lui aussi prétendit que les sondes et les bougies ne suffisaient pas. Ses successeurs, renchérissant sur lui , ont ajouté également qu'elles se bornaient à comprimer, aplatir et affaiblir les saillies qui forment les rétrécissements , et que les tissus reprenaient leur forme et leur volume dès qu'on cessait de dilater.

Mais les effets de la dilatation ne se bornent point là. Il est sans doute difficile de se rendre compte du travail moléculaire qu'elle suscite dans le point rétréci ; toutefois ce travail a lieu, et il diffère suivant que la dilatation est permanente , plus ou moins rapide, ou lente, temporaire, ménagée.

L'anatomie pathologique a parfaitement démontré que les parois de l'urètre, devenues le siége d'un rétrécissement organique , ont éprouvé un changement de texture qui varie suivant le siége , l'ancienneté, l'étendue, la cause du rétrécissement, et les accidents ou complications survenus. Prenons pour exemple un cas qui n'appartient ni aux plus simples , ni aux plus graves , qui tient le milieu, pour ainsi dire, et qu'on rencontre dans la partie de l'urètre qu'on peut le plus aisément examiner : je suppose dans ce cas un rétrécissement d'une à deux lignes d'étendue d'avant en arrière ; il y a, comme on dit, transformation de tissus , resserrement, concentration des fibres, appauvrissement des vaisseaux capillaires , diminution de la circulation, ralentissement de la vie, induration. Mettez une sonde à demeure, en procédant d'après les règles sanctionnées par l'expérience. Dans l'espace de quelques jours, vous verrez diminuer d'abord, puis même disparaître la nodosité , l'espèce d'anneau ou de virole qui constituait le rétrécissement. Lorsque le toucher aura constaté que cette partie des parois urétrales ne conserve ni plus de dureté , ni plus d'épaisseur que les autres, retirez la sonde, et laissez le canal à lui-même pendant quelques jours. Au moment où vous voudrez replacer l'instrument, vous trouverez le rétrécissement reproduit, du moins en partie ; il faudra prendre une sonde d'un calibre inférieur à celui de la dernière ; la nodosité reparaîtra presque aussi saillante qu'auparavant. L'expérience pourra être répétée plusieurs fois de suite , elle aura toujours le même résultat. L'effet a lieu alors même que l'instrument ne remplit pas exactement le canal , qu'il y est libre et mobile, que par conséquent il n'exerce pas de compression capable d'aplatir l'obstacle. Il s'opère donc une résolution , suite d'un travail moléculaire que la sonde a provoqué , mais qui s'arrête dès qu'on soustrait la cause excitante. C'est là ce qu'on observe , même dans l'espèce de rétrécissement qui est considéré comme la plus réfractaire à la dilatation , et dans laquelle surtout on conteste le rétablissement de la vitalité , de la tonicité des tissus.

Qu'on traite ce rétrécissement par la dilatation temporaire, des phénomènes analogues surviennent, plus lentement, d'une manière moins appréciable et plus limitée, mais ils n'en ont pas moins lieu, à l'exception d'un petit nombre de cas que j'ai spécifiés. Si l'effet est plus lent, en revanche il dure plus longtemps, alors même que la dilatation demeure inachevée. Or, comme la bougie ne séjourne pas plus de dix minutes dans le canal, on est encore bien moins admis que dans le cas précédent à prétendre qu'elle n'a fait que comprimer et aplatir l'obstacle. La bougie allonge les tissus contractés. Après avoir été écartées pendant quelques instants, les parois urétrales reviennent sur elles-mêmes, mais non au même degré ; bientôt la coarctation admet une bougie plus forte, et à mesure qu'on avance, l'élasticité, la souplesse se rétablissent, le dégorgement s'opère, si bien qu'on finit par ne plus trouver d'obstacle au bout d'un à deux mois, quand il s'agit de rétrécissements peu durs. Quant à ceux qui sont réellement réfractaires à la dilatation temporaire, au moins y a-t-il, très souvent, par le fait des premières bougies, une amélioration notable.

C'est parce qu'ils connaissaient bien ces faits que les meilleurs chirurgiens ont professé hautement qu'il suffit de la dilatation pour guérir la grande majorité des rétrécissements. Dupuytren dit que, sur trente cas, on en trouve tout au plus un où il est nécessaire de recourir au cathétérisme forcé, et que, dans les autres, la dilatation lente, ménagée suffit. Ch. Bell était convaincu également qu'il y a fort peu de cas où l'on ne puisse obtenir la guérison. Les autorités et la pratique journalière se réunissent donc pour prouver qu'on s'est trompé, ou du moins qu'on a singulièrement exagéré, en prétendant que les modifications de forme, de texture, de vitalité, qui se remarquent dans les coarctations urétrales, ne disparaissent pas par le fait de la dilatation, et que les tissus ne peuvent être ramenés à leurs conditions normales. Je sais que quelques uns de ceux qui ne partagent pas ces opinions pourront bien, fidèles à leurs habitudes, me répondre par des phrases dont l'urbanité n'aura point posé les termes, mais ce ne sont pas de vains mots, bien ou mal sonnants, qui détruiront des vérités de fait. On peut ne pas croire aux explications de Hunter et de Desault; on peut ne pas admettre celle de M. Velpeau, quoiqu'elle soit très conforme aux doctrines physiologiques du jour; on peut même, comme se l'est permis récemment un de nos confrères, accuser

Dupuytren *de folie ou de fourberie* pour avoir admis l'efficacité de la dilatation vitale; mais il n'est pas permis de s'inscrire en faux contre l'évidence, comme on le fait, en disant que les sondes et les bougies se bornent à aplatir et comprimer l'obstacle, et que la dilatation ne guérit jamais, ne peut point guérir.

J'ai démontré que la dilatation temporaire n'entraîne ni les inconvénients ni les dangers qui lui sont attribués par certains chirurgiens. J'ai fait connaître en même temps les précautions qu'il convient de prendre pour assurer les effets de ce mode de traitement, le plus généralement usité, le plus rationnel et le plus efficace qu'on puisse opposer à la majorité des rétrécissements urétraux, le seul, par conséquent, qui ait droit à être érigé en méthode générale. On n'en persiste pas moins cependant à exagérer outre mesure les quelques inconvénients que cette méthode peut réellement présenter, surtout à lui en attribuer qui sont tout à fait imaginaires, et d'autres qui sont la conséquence d'une mauvaise manière de procéder.

On lit dans plusieurs publications nouvelles que les bougies ou tout autre moyen dilatant, employés soit avant, soit après l'urétrotomie, irritent le canal, et font naître des accidents. Mais alors pourquoi, après avoir incisé les parois urétrales, songe-t-on à les distendre par des sondes monstrueuses, dont la vue seule excite la surprise, sinon la terreur? Est-ce que, dans l'esprit de ceux qui agissent ainsi, un pareil instrument cesserait d'avoir les inconvénients qu'ils attribuent aux corps dilatants, parce qu'il leur plaît de lui donner exclusivement pour mission d'écarter les lèvres de la plaie que l'urétrotome a pratiquée? D'ailleurs, quand on parle de dilatation, il y a une distinction des plus importantes à établir. La dilatation lente, ménagée, temporaire, conduite avec les précautions que commande impérieusement l'expérience, loin d'irriter ou d'enflammer le canal, comme on l'insinue, produit des effets opposés. Au contraire, la dilatation brusque, saccadée, violente, prolongée outre mesure, exercée avec de mauvais moyens, provoque des accidents sur lesquels j'ai longuement appelé l'attention des praticiens, entre autres précisément cette irritation, cette inflammation du canal et des parties voisines. Or, je le demande, est-ce ici la méthode qu'il faut accuser, ou bien le chirurgien qui ne procède pas d'une manière régulière? N'est-ce pas parce qu'il a agi sans précaution, comme si l'urètre, pendant la vie, était un canal inerte, ainsi qu'on le voit tous les jours, ou parce que le chirurgien a trouvé des mécomptes là où réussissent d'autres dont la conduite est réglée par la sagesse et la prudence?

Citons un exemple de la manière défectueuse dont on procède :

On suppose que le méat urinaire a beaucoup d'élasticité, et qu'il peut admettre des bougies d'un diamètre supérieur au sien, ce qui est une erreur. Puis, on part de cette fausse donnée pour passer d'emblée, et à plusieurs reprises, de grosses sondes qui chaque fois fatiguent le canal. On se décide alors à débrider le méat, et à diviser une coarctation commençante, qu'on avait soi-même fait naître derrière lui, et tous les accidents consécutifs à l'introduction des sondes cessent. Qu'y a-t-il donc là qu'on n'eût pu prévoir d'avance, et sans peine éviter? Qu'y peut-on voir de contraire à la dilatation et de favorable à l'incision ? Personne aujourd'hui n'ignore que le méat urinaire est peu élastique, peu dilatable, et que, pour peu qu'on le distende outre mesure, une réaction devient inévitable ; que les effets de cette réaction ne se concentrent même pas dans la partie sur laquelle on a agi, qu'ils se propagent au reste du canal, et peuvent s'étendre jusqu'à la vessie.

7° On parle à tout moment de la récidive des rétrécissements. C'est même là un des arguments favoris sur lesquels on se fonde pour attaquer les méthodes et les procédés qui jouissent d'une faveur méritée, et en faire prévaloir d'autres qui, assure-t-on, mettent à l'abri du retour de la maladie. Voilà ce qu'on fit quand naguère on proposa la cautérisation; voilà ce que font aussi aujourd'hui les partisans de l'urétrotomie. Mais ici encore les objections se formulent en bloc, et l'on a garde de poser la question comme elle devrait l'être. Dans ces récidives, dont on fait à dessein tant de bruit, il fallait distinguer en premier lieu celles qui dépendent de traitements incomplets, et dont aucune méthode n'est à l'abri; en second lieu, celles qui tiennent ou à des méthodes défectueuses qu'on avait eu tort de mettre en usage, ou au mauvais emploi de méthodes rationnelles. Si, avant d'attaquer la méthode généralement usitée, sous le point de vue de la solidité de la guérison, on avait défalqué toutes les récidives du genre de celles-là, dont le malade et le chirurgien sont seuls responsables, on se serait mis à l'abri des graves méprises dont fourmillent la plupart des publications modernes.

Au dire de quelques chirurgiens, après avoir traité un malade par la dilatation temporaire, dès qu'une bougie *de deux lignes et demie* peut arriver dans la vessie, le sujet est déclaré guéri, du moins dans la plupart des cas, et sans qu'on prenne souci de l'état des parois urétrales. Mais, qu'on procède alors à une exploration minutieuse, on s'apercevra que ces parois sont encore plus dures et plus résistantes à l'endroit où siégeait la coarctation que partout ailleurs; quoiqu'une forte pression avec les bougies ou les sondes parvienne à les écarter, la résistance est plus forte sur ce point, et le malade souffre un peu plus. A la vérité, la bougie ne rapporte pas toujours d'empreintes, du moins de celles que j'ai indiquées comme étant caractéristiques; mais elle est serrée, et les mouvements qu'on lui imprime paraissent gênés. Si le rétrécissement est situé de manière qu'on puisse porter le doigt dessus, on trouve plus d'épaisseur au point correspondant des parois du canal, et par des mouvements de va-et-vient imprimés à la sonde, on déplace l'endroit rétréci. Évidemment donc la guérison n'était pas complète; et si l'on ne continue pas le traitement jusqu'à ce qu'une sonde de 3 lignes et demie passe aisément, et que tout écoulement ait cessé, le rétrécissement se reproduira au bout d'un laps de temps plus ou moins long. Mais la faute en sera uniquement au chirurgien qui n'aura pas distingué les cas où la dilatation simple est insuffisante ; et, pour ceux dans lesquels elle suffit, il n'aura pas complété le traitement. La méthode elle-même n'aura rien à y voir. Qu'on persiste, au contraire, dans l'emploi de la dilatation jusqu'à ce que les parois urétrales aient recouvré partout la même souplesse, la même élasticité, la même dilatabilité, et, sans s'en rapporter uniquement, comme on le fait trop souvent, à la facilité de la miction, on aura des guérisons assurées, sinon peutêtre pour toujours, du moins pour de longues années. Plusieurs malades que j'ai guéris, il y a vingt ans, m'ont assuré tout récemment encore n'avoir rien éprouvé depuis.

8° Eu égard à l'urétrotomie telle que je viens de la décrire, et à laquelle s'appliquent tout naturellement les remarques qui précèdent, il y a d'autres circonstances encore qui ne sont pas moins propres à fausser le jugement. Quoique d'une date ancienne, cette opération est encore si peu répandue, si peu étudiée, si peu pratiquée; ou bien on y a eu recours dans des circonstances si mal déterminées, si exceptionnelles, qu'on ne saurait avoir d'opinions arrêtées à son sujet. Cette méthode d'ailleurs est en dehors des habitudes de la chirurgie. L'idée seule de porter un instrument tranchant à la partie profonde de l'urètre, dans le but d'y pratiquer des incisions longues et profondes, devait inspirer des craintes d'autant plus sérieuses que la structure du canal ne paraissait pas le comporter, et que le simple contact de l'urine avec des tissus dénudés, était généralement réputé un fait grave. J'ai vu des chirurgiens fort distingués ne pas concevoir la possibilité d'une telle opération, et d'autres ne revenir de leur prévention contre elle qu'après avoir vu opérer plusieurs malades. Aussi je demeure convaincu qu'il se passera longtemps encore avant que l'opinion générale soit fixée sur sa valeur réelle; car, d'un côté, il faut, pour la bien juger, se livrer à des recherches, à des expérimentations, que tous les chirurgiens ne sont pas en position de faire, et, d'un autre côté, ses partisans, comme ses antagonistes, se sont livrés à des exagérations telles que, sans le secours d'une expérience personnelle, il est presque impossible de démêler la vérité au milieu de tant d'assertions contradictoires.

Si nous ouvrons les traités généraux de chirurgie, nous

voyons les uns n'en pas faire mention, et les autres, ceux même qui passent pour être le plus au courant de la science, tomber dans des méprises manifestes. Aux yeux des uns c'est une méthode barbare; les autres prétendent qu'elle est la plus efficace, qu'elle est la seule même capable de triompher de toutes les coarctations urétrales. Au dire de ceux-ci, il n'y a de rationnelles que les incisions assez petites pour intéresser seulement la membrane muqueuse *indurée*, *épaissie*, et les incisions longues et profondes doivent être proscrites comme un moyen antichirurgical, capable d'entraîner les plus graves désordres, de porter le trouble, soit dans l'excrétion de l'urine, soit dans les fonctions génitales, et même de causer la mort; suivant ceux-là, les mouchetures, les scarifications, c'est-à-dire les incisions très superficielles, n'ont d'autre effet, comme la cautérisation, que d'aggraver le mal dans les cas de rétrécissements durs et calleux.

La même dissidence se retrouve dans les traités spéciaux, dont les auteurs ne se sont pas toujours tenus d'ailleurs dans les règles du bon goût, et dans les habitudes sévères de la pratique. Ils se sont dispensés, pour la plupart, de mentionner les travaux des autres, et, en faisant connaître leurs succès, ils ont donné à entendre qu'il fallait les rapporter à des procédés spéciaux, dont ils seraient en possession. Cette manière d'agir ne peut que jeter de l'obscurité dans une question déjà si complexe.

Le fait est cependant que l'urétrotomie ne mérite ni les éloges que les uns lui prodiguent, ni le blâme dont les autres la frappent : ce n'est pas dans ces systèmes exclusifs qu'il jaut aller chercher la vérité.

Comme toutes les méthodes thérapeutiques, celle des grandes incisions ne doit être jugée que d'après les résultats qu'elle donne quand elle est régulièrement appliquée, à l'aide des moyens les plus parfaits, et qu'on s'est strictement renfermé dans sa sphère d'action.

Jusqu'à nos jours on se bornait à ponctionner les coarctations urétrales d'avant en arrière. Ce n'est pas sur ce procédé aventureux, semé d'écueils, qu'il faut juger l'urétrotomie. Il en est de même des scarifications qui sont au moins inutiles, dans les cas qui réclament l'emploi de l'instrument tranchant.

En procédant à la division des tissus d'arrière en avant, et en donnant aux incisions assez d'étendue et de profondeur pour atteindre toutes les parties malades, on a fait de l'urétrotomie une méthode nouvelle. C'est cette méthode qu'il s'agit d'apprécier ; mais tous les moyens de l'appliquer n'ont pas la même valeur. Ici la *cylindricité* de l'instrument laisse dans l'incertitude sur les points où l'incision doit commencer et finir ; là, le trop peu de saillie de la lame ne permet pas d'inciser assez profondément ; ailleurs, le manque de solidité de l'appareil et la complication du mécanisme qui le fait fontionner, ne mettent pas à même d'agir avec la sécurité désirable ; quelques uns enfin sont impropres à diviser les tissus indurés qui forment la coarctation, soit que les lames ne sortent pas assez de l'olive terminale, soit que, placées de champ, elles n'agissent qu'en pressant. Ces particularités introduisaient dans la question des éléments divers, des modificateurs puissants dont il fallait préalablement la débarrasser, en régularisant l'appareil instrumental et en donnant au procédé opératoire la simplicité et la sûreté dont il est susceptible.

Il en est de même de la distinction des cas, sur laquelle je n'ai pas à revenir ; qu'il me suffise de rappeler que dans les parties pénienne et sous-pubienne de l'urètre, on ne doit recourir à la méthode des grandes incisions que dans les cas de rétrécissements dits calleux, durs, rétractiles, qui résistent à la dilatation temporaire, qu'exaspère la cautérisation et qui cèdent à la dilatation permanente, mais qui se reproduisent dès qu'on cesse l'usage des sondes. Ainsi restreinte et appliquée à des cas parfaitement déterminés, l'urétrotomie a donné des résultats propres à fixer les opinions sur sa valeur réelle. Je me bornerai à indiquer ici les faits de ma pratique, non que je dédaigne ceux qu'ont recueillis d'autres chirurgiens, ni que je cherche à en amoindrir l'importance , mais uniquement parce qu'on ne paraît pas s'être renfermé dans les mêmes limites, et qu'il est convenable d'ailleurs de laisser à chacun le soin de publier les faits qui lui sont propres.

Depuis trois années j'ai rencontré vingt-deux cas dans lesquels j'ai appliqué la nouvelle méthode à la partie profonde de l'urètre. Dans huit cas il n'a été fait qu'une seule incision; dans sept j'en ai fait deux; dans cinq il y en a eu trois, et pour les autres il en a fallu quatre dans un cas; cinq dans un autre, et six dans le dernier. Tous ces malades étaient gravement atteints; tous avaient des coarctations, inutilement traitées, même plusieurs fois, par les autres moyens dont l'art dispose. Dans dix-huit cas j'ai obtenu la guérison; dans trois il y a eu seulement amélioration; le vingt-deuxième a succombé deux mois après l'opération, par suite d'accidents que j'ai fait connaître et qui se rattachaient plus ou moins à la manœuvre. Ici, les heureux résultats de l'urétrotomie ne sauraient être contestés, sans parler des effets immédiats de l'opération qui sont toujours favorables. La coarctation, contre laquelle on luttait en vain depuis longtemps, a cédé tout à coup par une manœuvre peu douloureuse et sans accidents graves. Et, bien qu'il ait fallu recourir ensuite à un traitement plus ou moins long pour ramener les parois du canal à leurs conditions normales de souplesse et d'élasticité, établir et consolider la guérison, l'incision n'en a pas moins offert une ressource précieuse, au moment même où le praticien se trouvait arrêté.

Ce serait s'abuser, toutefois, que de croire, avec quelques chirurgiens, que l'urétrotomie constitue à elle seule une méthode générale et exclusive de traitement des coarctations urétrales, supérieure à toute autre. Presque toujours, en effet, il faut dilater avant d'inciser; il faut dilater après pour achever la guérison. L'incision n'est donc, en réalité qu'un moyen d'aider la dilatation, de la rendre plus prompte, plus efficace, moins douloureuse, enfin de la faire possible là où elle cessait de l'être.

D'un autre côté, c'est se méprendre aussi que de venir nous dire : Si l'urétrotomie ne peut être faite que lorsqu'on s'est déjà frayé une route par d'autres moyens, son utilité est au moins contestable, puisqu'on pourrait très bien con-tinuer le traitement par les mêmes moyens. C'est là une grave erreur, que la pratique de tous les jours met en complète évidence. Assurément il n'est pas rare de parvenir, à l'aide des sondes, à dilater suffisamment le canal pour que l'urine sorte; mais ce n'est point là la guérison : ce n'est qu'une amélioration temporaire, dont le malade ne parvient à prolonger la durée que par des soins de tous les instants, et il ne réussit même pas toujours. L'urétrotomie, en facilitant la dilatation au point de restituer au canal son élasticité et sa dilatabilité normales, en détruisant ou du moins en atténuant la rétractilité des tissus indurés, qui tendent sans cesse à revenir sur eux-mêmes, augmente incontestablement nos ressources thérapeutiques, en même temps qu'elle assure le succès d'autres moyens qui, sans elle, seraient frappés d'impuissance.

En résumé donc, je crois que l'expérience permet aujourd'hui d'établir les propositions suivantes :

1° Que l'urétrotomie d'arrière en avant, telle que je viens de l'exposer, constitue un perfectionnement de la thérapeutique chirurgicale.

2° Qu'elle est incontestablement préférable à toute autre méthode contre les coarctations du méat urinaire.

3° Que dans les rétrécissements longs, durs, rétractiles, qui occupent la partie pénienne et la courbure de l'urètre, des incisions longues et profondes permettent à la dilatation consécutive, dirigée convenablement, de produire des résultats qu'on n'obtiendrait pas sans leur concours.

4° Qu'en suivant le procédé et observant les précautions que j'ai indiquées, l'opération peut être faite sans danger, sans même exposer les malades à des accidents sérieux.

5° Que le procédé d'avant en arrière et sans guide est une opération hasardeuse, à laquelle il ne faut recourir que dans quelques cas rares, et seulement comme moyen d'écarter les premiers obstacles, et pour faciliter l'emploi d'autres moyens.

A la vérité, il nous reste encore à apprendre ce que deviendront avec le temps, les cicatrices que les incisions laissent à la surface interne du canal ; si les heureux résultats qu'on obtient immédiatement se soutiendront longtemps ; si le dégorgement des tissus indurés et épaissis s'opérera d'une manière complète et définitive ; si les malades ne seront pas, à une époque plus ou moins éloignée, exposés à ces rétrécissements qu'on observe après les plaies, les contusions, etc., de l'urètre. Mais, en prenant les faits pour ce qu'ils valent aujourd'hui, et même en supposant que les bons effets du traitement ne se maintinssent pas en tous points, ce n'en serait pas moins quelque chose, beaucoup même, que d'opérer des cures palliatives, dans des cas où l'on n'avait pas pu encore y parvenir, et d'affranchir, pour quelque temps, les malheureux malades, d'incommodités contre lesquelles les moyens, usités jusqu'à ce jour, étaient impuissants.

Quant à vouloir ériger l'urétrotomie en méthode générale pour le traitement des coarctations urétrales, ce serait se méprendre sur la valeur réelle de ce moyen, engager les praticiens dans une fausse voie, et condamner la chirurgie à faire un pas rétrograde, malheur qu'une science ne doit jamais subir quand tout autour d'elle est en voie de progrès.

EXPLICATION DE LA PLANCHE.

Fig. 1. Urétrotome coupant d'arrière en avant, monté et armé à trois lignes. Le curseur est reculé jusqu'au pavillon. On voit l'échelle graduée de la gaîne, la saillie et la position de la lame, par rapport à l'olive terminale et la sortie de la crémaillère, en arrière du pavillon.

Il se compose d'une canule ou gaîne *a* terminée d'un bout par une olive aplatie *b*, et de l'autre par un pavillon *c*. Dans toute la longueur de l'instrument est creusée une rainure *d*, destinée à loger : 1° à l'olive, la lame *e* et la languette articulée *f*, fixée au dos de la lame au moyen d'une charnière, et s'arcboutant sur un point d'appui *g*, ménagé à la base de l'olive, pour faire saillir la lame, comme la figure l'indique ; 2° à la partie cylindrique de la gaîne et au pavillon, la tige porte-lame, depuis le tranchant où elle est aplatie, mince et flexible, jusqu'au manche *i*, où elle se termine par une portion arrondie qui s'implante dans le bois.

Entre le manche et le pavillon se trouve le bouton ou la partie carrée *k* de la crémaillère, fixée par l'autre bout à la tige porte-lame, dans l'intérieur du pavillon *j*, et qui sort de celui-ci dans la proportion de la saillie qu'on donne à la lame.

Sur la gaîne se trouve le curseur *i* destiné à faire connaître la profondeur à laquelle l'instrument pénètre dans le canal.

Fig. 2. Extrémité olivaire du même instrument, lorsque la lame est renfermée dans la gaîne.

Fg. 3. Autre urétrotome, déjà connu, coupant aussi d'arrière en avant. La lame *b* sort de la canule *a* et de l'olive qui la termine, par un système de glissement, en poussant sur la rondelle *c*. Deux vis de pression servent à fixer les diverses parties de l'appareil. Cet instrument, à raison de la simplicité de son mécanisme , est plus petit et cependant très solide : il peut être utile au début du traitement ; mais il coupe mal et ne fait que de très petites incisions. La portion de l'olive qui dépasse l'extrémité de la lame n'est pas assez longue.

Fig. 4. Autre système avec vis de rappel, clavette et vis de pression.

Fig. 5 et 6. Urétrotome coupant d'avant en arrière. Il est formé d'une gaine aplatie *aa* dans laquelle on fait glisser une lame *b* surmontée par une tige olivaire ou cylindrique *c*, de deux vis de pression *dd* et d'un curseur *ee* servant à régler la sortie de la lame et à fixer celle-ci dans sa gaîne. Une rondelle épaisse *ff* sert de poignée.

Fig. 7, 8 et 9. Dilatateur agissant de dedans en dehors. Sont représentées séparément la chemise 7, une tige dilatatoire 8, et l'instrument monté 9. J'ai pensé qu'il était utile de donner la figure de ce dilatateur et des suivants auxquels on a quelquefois recours.

Fig. 10. Dilatateur courbe de M. Perrève, où sont représentées les deux tiges urétrales, les deux châssis, le conducteur et le mandrin réunis.

Fig. 11. Autre, analogue au précédent par la forme, auquel j'ai adapté un système de dilatation dont je me servais dans les premiers temps de ma pratique, et que j'ai fait connaître en 1831, dans ma *Troisième lettre sur la lithotritie*, p. 47. Cet appareil mérite la préférence, surtout en ce qu'il permet de limiter la dilatation au point rétréci, sans distendre les autres parties du canal, spécialement le méat urinaire.

Fig. 12. Un des urétrotomes de M. B. Phillips.

Fig. 13 et 14. Urétrotomes coupant d'avant en arrière, usités en Amérique. L'un de ces instruments a de l'analogie avec la sonde de Franco reproduite par Deschamps.

Fig. 15 et 16. Disposition des lames dans l'instrument dont se sert M. Dupierris, qui ressemble, quant à la forme, à celui qu'on attribue généralement à Stafford. Cet instrument diffère peu de celui qu'employa Physick, et qu'a adopté M. Horner (fig. 13.), avec de légères modifications.

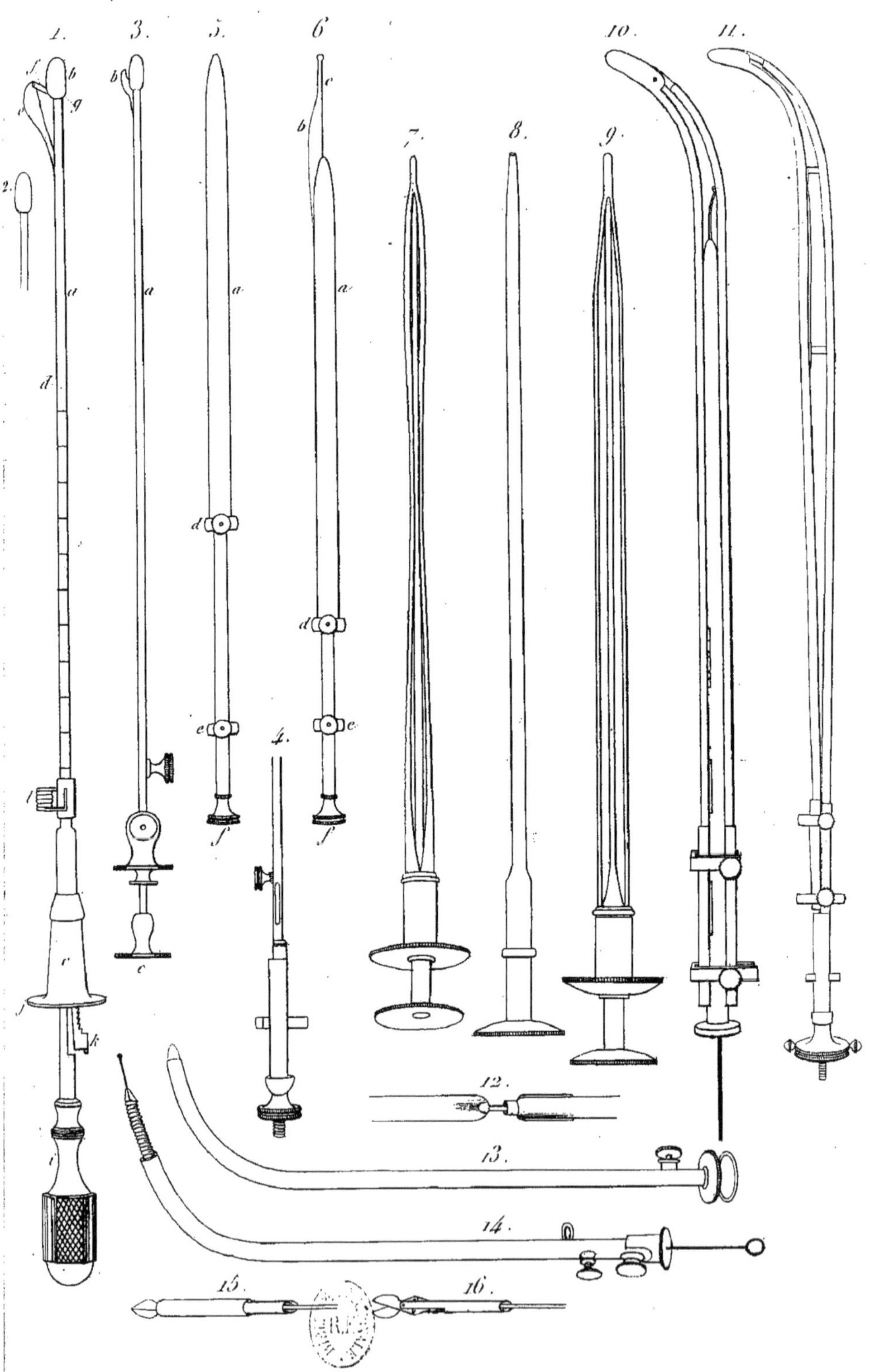

TABLE DES MATIÈRES.

Préface v
Considérations générales 1
Article I. Urétrotomie de dehors en dedans. 2
  § I. Cas dans lesquels le rétrécissement ou l'obstruction
    de l'urètre est compliqué de fistules périnéales . . . 10
  § II. Cas dans lesquels, l'oblitération de l'urètre s'oppo-
    sant à l'emploi des sondes et des bougies, on a tout à
    craindre de la suspension du cours de l'urine . . . 17
  § III. Appréciation de l'urétrotome de dehors en dedans. 22
Article II. Urétrotomie de dedans en dehors. 33
  § I. Aperçu historique. . . . . ib.
  § II. Appareil instrumental 49
  § III. Procédé opératoire 51
  Division des rétrécissements d'avant en arrière. . . ib.
  Division des rétrécissements d'arrière en avant. . . 56
    A. Rétrécissements au méat urinaire et à la fosse
      naviculaire. 57
    B. Rétrécissements dans la partie libre et mobile de
      la verge. 61
    C. Rétrécissements sous l'arcade pubienne . . . 69
  § IV. Nombre, étendue, profondeur des incisions, sens
    dans lequel elles doivent être faites. 80
  § V. Traitement consécutif. 84
  § VI. Accidents de l'urétrotomie. 86
  § VII. Appréciation de l'urétrotomie de dedans en dehors 100
  Explication de la planche. 121